Johann Grassl

Ernährung bei Erkrankungen der Niere

2., überarbeitete Auflage

maudrich

2., überarb. Auflage 2017

Eine Abteilung der Facultas Verlags- und Buchhandels AG

Bildnachweis:
S. 30, 34, 44, 48, 54, 58, 60, 66, 72, 76, 82: Victoria Posch, Esther Karner
S. 6, 11, 12, 17, 22, 38, 69: fotolia.de
S. 8, 16, 23, 24, 25, 26, 70, 71: istockphoto.com

Lektorat: Sigrid Nindl, Wien
Satz: Florian Spielauer, Wien
Umschlagbild: Christoph Rosenberger Photographie, Wien
Covergestaltung: studiob.a.c.k.
Druck: Ferdinand Berger & Söhne, Horn
Printed in Austria
ISBN: 978-3-99002-043-2

INHALTSVERZEICHNIS

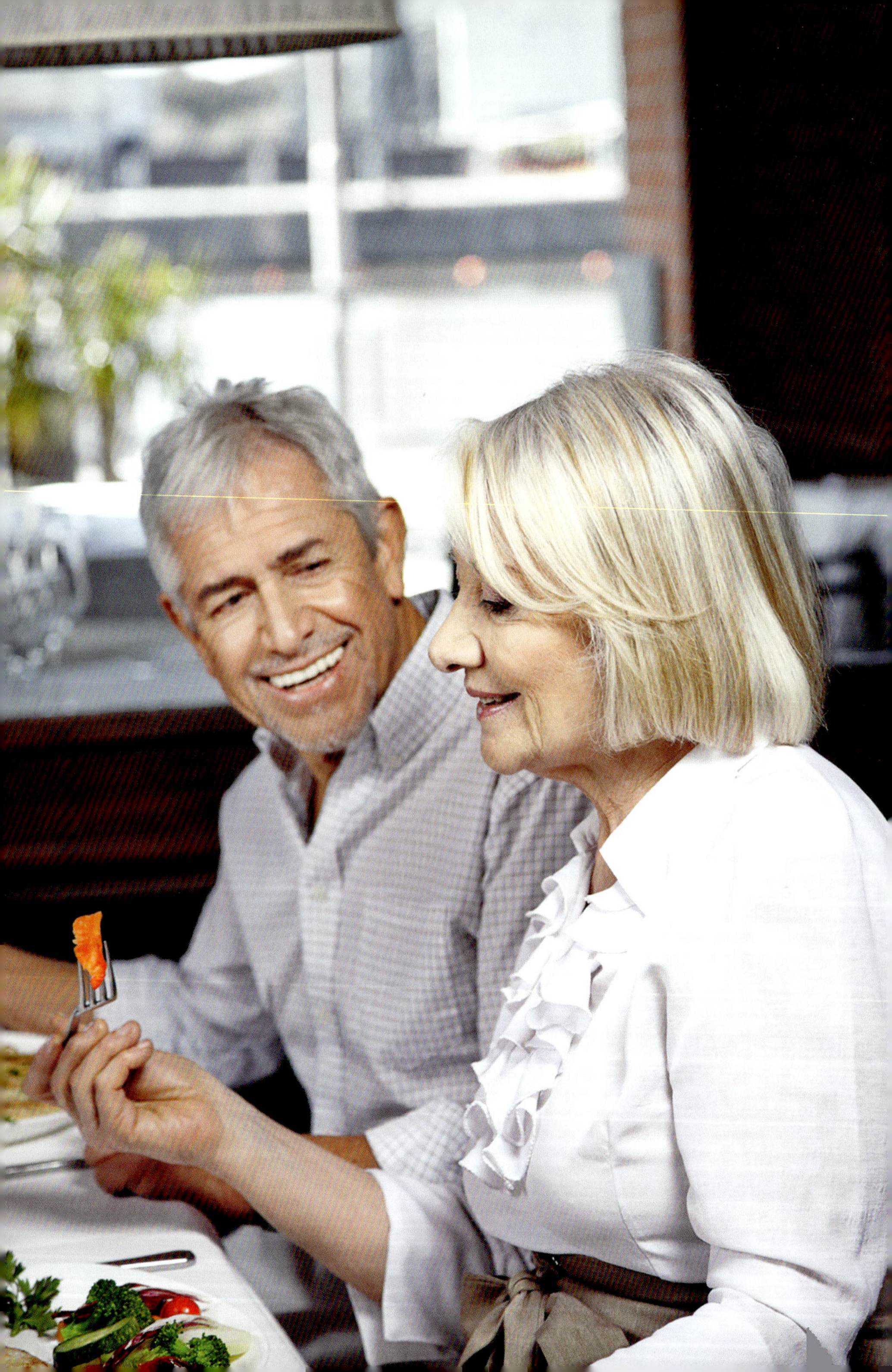

VORWORT

Nierenerkrankungen werden immer häufiger. Der Krankheitsverlauf ist meist langwierig und schleichend. Von der ersten Schädigung bis zum totalen Versagen der Nieren kann es Monate bis Jahre dauern. Die Anfangsstadien der Erkrankung sind meist symptomlos, was dazu führt, dass die Diagnose häufig erst spät gestellt wird. Je später jedoch die Krankheit erkannt wird, desto schwerwiegender sind die erforderlichen Therapiemaßnahmen für die Lebensqualität.

Steigern Sie Ihre Lebensqualität

Einer der wichtigsten Faktoren, um den Krankheitsverlauf zu verlangsamen oder die erforderliche Therapie bestmöglich zu unterstützen, ist die **richtige Ernährung.**

Der Nährstoff-, Mineralstoff- und Flüssigkeitsbedarf muss dem Allgemeinzustand und dem Alter der betroffenen Person sowie der Art, dem Stadium und der Therapie der Nierenerkrankung angepasst werden. Dies führt im Alltag oft zu erheblichen Einschränkungen oder zu strikten Vorgaben von erlaubten und nicht erlaubten Lebensmitteln, zu Flüssigkeitseinschränkungen und zu vorgegebenen Portionsgrößen. Meist widersprechen diese Richtlinien der landläufig als „gesund" bekannten Ernährung oder den langjährigen Gewohnheiten der Patientinnen und Patienten. Aus den genannten Gründen sind die richtigen Informationen und dazu passende Hinweise wichtig, um diese Ernährung in die Praxis umsetzen zu können. Dieses Buch soll Unterstützung hinsichtlich der richtigen Ernährung bei einer Therapie von Nierenerkrankungen bieten.

DIE NIEREN

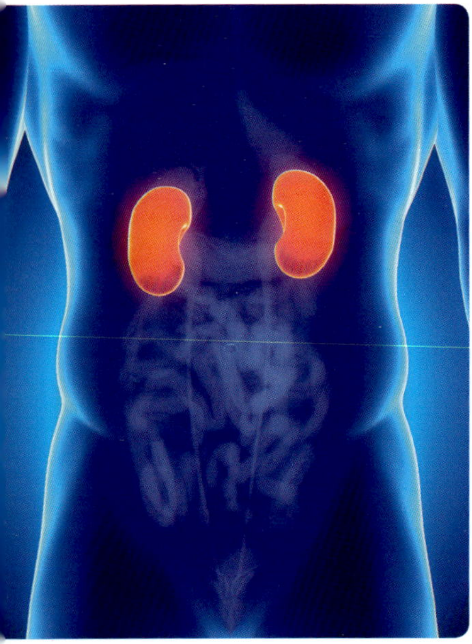

Die Nieren sind komplexe Organe mit vielfältigen Aufgaben. Eine dieser Aufgaben ist das Ausscheiden von nicht benötigten Stoffen über den Harn. Jeder Mensch besitzt normalerweise zwei Nieren. Die Nieren eines gesunden Erwachsenen sind jeweils etwa 11 Zentimeter lang, 4 Zentimeter dick und 7 Zentimeter breit. Das Gewicht einer Niere liegt bei zirka 120 bis 200 Gramm. Schwankungen treten je nach Ernährungsgewohnheiten und körperlicher Verfassung auf. So ist es zum Beispiel möglich, dass bei einer sehr eiweißreichen Kost die Niere das Doppelte ihres Ausgangsgewichts erreicht. Bei überwiegend kohlenhydratreicher Ernährung können die Nieren kleiner werden. Ursache ist das Ansteigen bzw. Absinken der notwendigen Filtrationsleistung. Die Nieren liegen an der hinteren Bauchwand, hinter dem Bauchfell rechts und links von der Wirbelsäule (im Retroperitonealraum bzw. im Raum hinter dem Bauchfell). Dem oberen Nierenpol sitzt die hormonproduzierende Nebenniere auf. Von jeder Niere führt ein Harnleiter in die Harnblase, daraus entspringt eine Harnröhre, die den in den Nieren gebildeten Harn nach außen abtransportiert.

Hauptaufgaben der Nieren

- Ausscheidung wasserlöslicher Substanzen, die entweder im Stoffwechsel entstehen (z. B. Harnsäure) oder als körperfremde Substanzen zugeführt werden (z. B. Abbauprodukte von Medikamenten)
- Regulation des Elektrolyt- und Wasserhaushalts, Regulation des Säure-Basen-Haushalts, Blutdruckregulation
- endokrine Funktionen wie die Bildung von Hormonen (z. B. von Erythropoetin, einem Hormon, das das Wachstum der roten Blutkörperchen anregt)

Die funktionelle Baueinheit der Niere wird Nephron genannt. Ein Nephron besteht aus Nierenkörperchen und dem Tubulusapparat (lat. „tubulus“ = kleiner, röhrenförmiger Kanal). Diese Baueinheit bestimmt, wie der gebildete Harn zusammengesetzt ist. Bis zu 98 % des Harns besteht aus Wasser, der Rest aus Stickstoff, Salzen, Farbstoffen und organischen Säuren. Da das Volumen des Harns variiert, können die darin enthaltenen Ausscheidungsprodukte mehr oder weniger konzentriert sein.

Laborwerte

Um eine optimale, dem Krankheitszustand entsprechende medizinische und ernährungsbezogene Therapie erstellen zu können, ist es wichtig, verschiedene Laborparameter der Patientin bzw. des Patienten zu erheben. Anhand dieser Parameter kann die (Rest-)Funktion oder Schädigung der Nieren sowie der gesundheitliche Allgemeinzustand überprüft werden.

Die Kenntnis dieser Parameter unter Berücksichtigung von Alter, Geschlecht, Körpergröße, Körpergewicht und den Lebensumständen der erkrankten Person ermöglicht eine optimal abgestimmte Ernährungstherapie.

Werte zur Überprüfung der Nierenfunktion

- **Kreatinin:** Nierenwert, der im Blut gemessen wird; über die Niere mit dem Urin ausgeschiedene Form von Kreatin
- **Kreatinin-Clearance:** vergleichender Wert zwischen dem Kreatininspiegel im Blut und dem Kreatininspiegel im Urin; gibt Auskunft über die Filtrationsleistung der Nieren
- **Harnstoff:** Hauptabbauprodukt des Proteinstoffwechsels, wird im Blut gemessen
- **Albumin:** ist ein Eiweiß, das normalerweise im Blut vorkommt; liegen größere Mengen im Harn vor, kann das auf einen Nierenschaden hinweisen
- **Präalbumin:** ist ein Transporteiweiß im Blut und kann unter anderem Auskunft über den Ernährungszustand geben
- **Elektrolyte wie Kalium und Phosphor:** sind wichtige Substanzen im Körper, die unter anderem für die Regulation der Herztätigkeit oder zur Energiegewinnung erforderlich sind

GRUNDSÄTZLICHES ZUR ERNÄHRUNGSTHERAPIE

Zielwerte

- Energiebedarf
- Eiweißmenge, Gehalt an tierischen Eiweißportionen (EP)
- Kaliumbedarf
- Phosphorbedarf
- Salzbedarf
- Trinkmenge

Diese Zielwerte werden von Ihrer Ärztin oder Ihrem Diätologen für Sie festgelegt.

Die wesentlichen Ziele einer Ernährungstherapie sind die Erhaltung der persönlichen Lebensqualität und, wenn möglich bzw. vorhanden, der Restnierenfunktion so lange wie möglich. Um das zu erreichen, müssen die folgenden Zielwerte bekannt sein:
Bei einer Nierenerkrankung sind verschiedenste Ernährungsvorgaben einzuhalten. Gelegentlich widersprechen diese vermeintlich den Regeln einer gesunden Ernährung. Dabei ist allerdings zu bedenken, dass diese Regeln für gesunde Personen aufgestellt wurden, die Vorgaben für eine Nierenerkrankung haben in jedem Fall Vorrang.

Energiebedarf

Richtwert

30–35 kcal pro kg Körpergewicht

Eine ausreichende Energieversorgung ist nötig, um einer Mangelernährung und dem damit einhergehenden Muskelabbau sowie einem unerwünschten Gewichtsverlust entgegenzuwirken. Eine zu geringe Energieaufnahme führt unter anderem auch zu einer verschlechterten Immunabwehr, einer höheren Infektanfälligkeit sowie zu einer eingeschränkten körperlichen und psychischen Leistungsfähigkeit. Eine zu geringe Energieaufnahme kann die Ausgangssituation für eine zukünftige Dialysebehandlung verschlechtern. Regelmäßige Gewichtskontrollen sind daher unerlässlich.
Der Energiebedarf ist vom Normalgewicht, vom aktuellen Ernährungszustand und vom Alter abhängig. Ein Wert von 30 bis 35 Kilokalorien pro Kilogramm Körpergewicht ist empfehlenswert.
Wertvolle Energielieferanten sind vor allem stärkehaltige Lebensmittel und hochwertige Öle. Bei Bedarf kann und soll auf industriell hergestellte Trinknahrungen zurückge-

griffen werden. Weitere Informationen hierzu finden sich im Kapitel „Mangelernährung“ (siehe S. 23).

Eiweißbedarf

Eiweiß ist ein wichtiger Bestandteil unseres Körpers. Jede Zelle besteht zum Teil daraus. Muskelmasse kann nur mittels Eiweiß aufgebaut werden. Eiweiß ist auch ein Bestandteil von Enzymen, Hormonen und Antikörpern. Ist die Eiweißzufuhr zu gering, wird körpereigenes Eiweiß abgebaut. Das führt zum Verlust von Muskelmasse und zu einer verschlechterten Immunabwehr. Eine zu hohe Eiweißzufuhr hat im Wesentlichen eine erhöhte Nierenbelastung und somit eine Verschlechterung der Erkrankung zur Folge. Die Zufuhr der richtigen Eiweißmenge ist deshalb ein wichtiger Faktor einer Ernährungstherapie bei Nierenerkrankungen.

Der Eiweißbedarf ist vom Krankheitsstadium, von der gewählten Therapieform, vom Alter und vom allgemeinen Ernährungszustand abhängig. Die Empfehlung liegt zwischen 0,6 und 1,5 Gramm pro Kilogramm Körpergewicht. Um zugeführtes Nahrungseiweiß optimal in körpereigenes Eiweiß umwandeln und den Bedarf decken zu können, sollte es biologisch hochwertig sein. Gleichzeitig sollte es arm an Kalium und Phosphor sein. Hierfür ist die Kombination von tierischen und pflanzlichen Eiweißträgern ideal.

Durch bestimmte Kombinationen von tierischen und pflanzlichen Eiweißträgern lässt sich die biologische Wertigkeit und somit die Nutzbarkeit verfügbaren Nahrungseiweißes deutlich erhöhen.

Beispiele für tierische und pflanzliche Eiweißträger

Vorwiegend **pflanzliche** Lebensmittel:
- Brot und Gebäck
- Getreide und Getreideprodukte
- Kartoffeln
- Hülsenfrüchte und Sojabohnen
- Nüsse und Samen

Vorwiegend **tierische** Eiweißträger:
- Milch und Milchprodukte
- Fleisch und Wurstwaren
- Fisch
- Eier

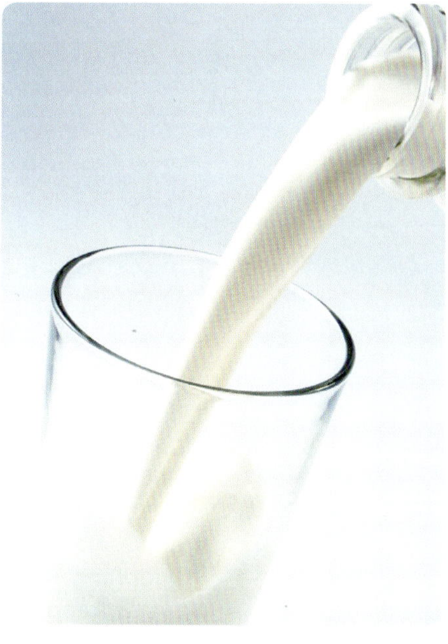

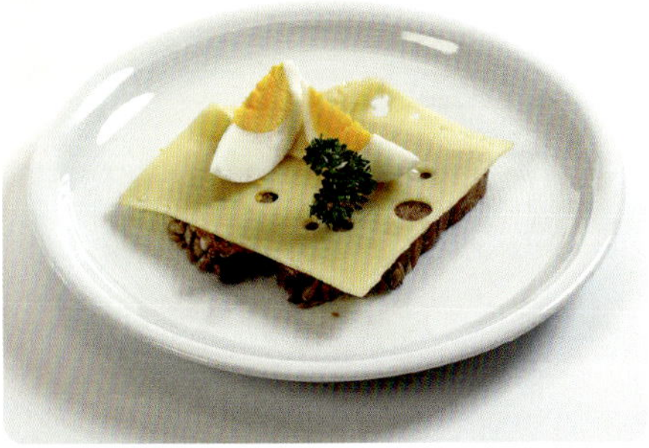

Günstige Eiweißkombinationen

- Kartoffeln + Ei,
  z. B.: Kartoffelknödel
- Milchprodukt + Kartoffeln,
  z. B.: Kartoffelpüree
- Milchprodukt + Ei,
  z. B.: Pfannkuchen (Palatschinken)
- Milchprodukt + Getreide,
  z. B.: Käsebrot

Zur einfacheren Berechnung von Rezepturen und zur einfacheren Handhabung einer Ernährungstherapie dient die Einheit der „Eiweißportion" (EP). 1 EP entspricht 10 Gramm tierischem Eiweiß oder 10 Gramm aus Hülsenfrüchten und Sojaprodukten.

1 Eiweißportion (EP) entspricht

- 300 ml Milch, Joghurt, Sojamilch
- 180 g Hülsenfrüchten in Dosen
- 150 g Erbsen (frisch oder tiefgekühlt)
- 100 g Frischkäse, Quark (Topfen), Tofu
- 80 g Sojabohnen (frisch oder tiefgekühlt)
- 50 g Käse
- 50 g Wurst, Schinken
- 50 g Hülsenfrüchten (getrocknet)
- 50 g Fleisch oder Fisch (roh)
- 30 g Fleisch oder Fisch (gegart)
- 1 Ei (Größe L)

Anmerkung: Kleine Portionen (weniger als ein Esslöffel) werden nicht berechnet.

Der Bedarf an Eiweißportionen hängt vom vorgegebenen Gesamteiweißbedarf ab. Eine genaue Bedarfsberechnung muss eine fachlich qualifizierte Person durch eine Verknüpfung von Krankheitsstadium, Therapie, Allgemeinzustand, Laborparametern usw. durchführen.

Die empfohlenen Eiweißportionen (EP) hängen vom Gesamteiweißbedarf ab

- 1–2 EP bei einem Gesamteiweißbedarf zwischen 40 und 50 g
- 2–3 EP bei einem Gesamteiweißbedarf zwischen 50 und 60 g
- 3–4 EP bei einem Gesamteiweißbedarf zwischen 60 und 70 g
- 4–5 EP bei einem Gesamteiweißbedarf zwischen 70 und 80 g
- 5–6 EP bei einem Gesamteiweißbedarf zwischen 80 und 90 g

In manchen Fällen ist es notwendig, tierisches Eiweiß zu reduzieren. Dies ist zum Beispiel durch die Reduktion oder den Ersatz der verwendeten Milch möglich. Bei der Zubereitung verschiedenster Speisen kann Wasser, Mineralwasser, Sahne oder eine Mischung daraus anstelle von Milch verwendet werden; dadurch wird der Gehalt an tierischem Eiweiß gesenkt.

Beispiele für Milchersatz

- Sahne – Wasser 1 : 3
- Milch – Mineralwasser 2 : 1
- Sahne oder Kaffeesahne

Beispiele für Fleischersatz

Ein guter Ersatz für Fleisch ist Tofu. Er enthält wenig Eiweiß wie auch wenig Natrium, Kalium und Phosphor. Erbsen, Bohnen und Linsen enthalten viel Kalium und Phosphor.

Kaliumbedarf

Kalium nimmt eine zentrale Rolle im Stoffwechsel der Muskel- und Nervenzellen ein. Der menschliche Organismus reagiert sehr empfindlich auf einen gestörten Kaliumhaushalt. So kann es zu Herzrhythmusstörungen bis hin zum Herzstillstand oder zu Empfindungsstörungen in den Extremitäten kommen. Da bei Nierenerkrankungen die ordnungsgemäße Kaliumausscheidung nicht mehr möglich ist und eine Nierenersatztherapie nur unzureichende Ergebnisse liefert, bedarf es fast immer einer kaliumarmen Kost. In den meisten Fällen ist eine mäßig kaliumarme Ernährung ausreichend, dies entspricht 2.000 bis 2.500 Milligramm Kalium pro Tag. Eine streng kaliumarme Ernährung (1.500 bis 2.000 Milligramm pro Tag) ist hingegen nur selten erforderlich.

Symptome für **erhöhte Kaliumwerte** im Blut sind zum Beispiel ein Prickeln in den Fingern, ein Taubheitsgefühl in Armen oder Beinen, Muskelschwäche oder Muskelschmerzen. Sollte es zu einem dieser Symptome kommen, ist **sofort** ärztliche Hilfe in Anspruch zu nehmen.

Kaliumhaltige Lebensmittel

- Obst, Gemüse, Salat
- Vollkornprodukte
- Hülsenfrüchte, Soja
- Kartoffeln
- Nüsse, Samen
- Pilze
- Fisch, Fleisch und Wurstwaren

Durch eine **wasserreiche Zubereitungsart** (kaZ = kaliumarme Zubereitung) lässt sich das Kalium teilweise aus den Lebensmitteln herauslösen. Möglich ist das bei Kartoffeln, Gemüse und Obst. Durch folgende Maßnahme werden 50 bis 70 % des Kaliums herausgelöst: Das Kochgut schälen und klein schneiden, danach in der 5-fachen Wassermenge kochen. Das gebrauchte Wasser abgießen und nicht verwenden.

Im Vergleich zu Frischware enthält gut gewaschenes Obst und Gemüse aus Konserven nur mehr etwa 50 % des Kaliumgehalts (die Flüssigkeit aus der Konserve darf nicht verwendet werden).

Nachfolgend finden Sie einige Beispiele. Die Liste ist nicht vollständig, die Portionsgröße muss an die persönlichen Bedürfnisse angepasst werden.

Empfohlene Lebensmittel bei mäßig kaliumarmer Ernährung

- **Brot und Gebäck:** helle Sorten wie z.B. Baguette, Brötchen (Semmel), Croissant, Hörnchen (mürbes Kipferl), Laugenbrezel, Toastbrot, Weißbrot
- **Getreideprodukte:** Weizenmehl, Stärke, Grieß, Maisgrieß
- **Beilagen:** helle Teigwaren, geschälter Reis, Spätzle
- **Obst:** Ananas, Apfel, Birne, Brombeere, Erdbeere, Heidelbeere, Himbeere, Wassermelone, Weintraube, Zitrone
- **Gemüse und Salat:** Aubergine, Chinakohl, Frühlingszwiebel, Gurke, Kopfsalat, Lauch, Paprika, Radieschen, Rotkohl, Sauerkraut, Spargel, Tomate, Weißkohl, Wirsing, Zucchini, Zuckermais, Zwiebel
  nur, wenn in viel Wasser gekocht: Blumenkohl, Brokkoli, Fenchel, Knollensellerie, Mangold, Karotte, Rote Rübe
- **Milchprodukte und Käse:** Crème fraîche, saure Sahne, Sahne, Brie, Gervais, Landfrischkäse, Mascarpone, Ricotta, Quark (Topfen)
- **Sonstiges:** Konfitüre, Honig, Strudelteig, Blätterteig, Biskuit, Löffelbiskuit, Eiweiß

Phosphorbedarf

Zu den wichtigsten Aufgaben von Phosphor im Körper zählt der Aufbau von Knochen und Zähnen. Zu viel Phosphor im Organismus führt zum Beispiel zu Gefäßverkalkungen, die wiederum zu einem erhöhten Herzinfarkt- und Schlaganfallrisiko beitragen. Da zu viel Phosphor im Blut zur Freisetzung von Kalzium aus den Knochen führt, nimmt deren Festigkeit und Dichte ab; dadurch kann es zu spontanen Knochenbrüchen kommen. Bei gesunden Menschen wird das durch die Nahrung zugeführte Überangebot über die Niere ausgeschieden. Da bei Nierenerkrankungen die ordnungsgemäße Phosphorausscheidung nicht mehr möglich ist und eine Nierenersatztherapie nur unzureichende Ergebnisse liefert, bedarf es fast immer einer phosphorarmen Kost. Die empfohlene Tagesaufnahme liegt je nach Therapieform zwischen 800 und 1.200 Milligramm.

Phosphorhaltige Lebensmittel

- Fisch, Fleisch und Wurstwaren
- Vollkornprodukte
- Milch und Milchprodukte, Käse
- Hülsenfrüchte, Soja
- Nüsse, Samen
- Pilze
- Eier
- Schokolade, Kakao
- Lebensmittel mit phosphathaltigen Zusatzstoffen

Phosphatzusätze haben in Fertigprodukten und halbfertigen Lebensmitteln vielfältige Aufgaben, so werden sie zum Beispiel als Backtriebmittel, als Schmelzsalze, als Säuerungsmittel usw. verwendet. Lebensmittel und Speisen, die Phosphatzusätze enthalten, sollten nicht verzehrt werden. Gekennzeichnet sind diese Zusätze auf der Verpackung durch die sogenannte „E-Nummer".

Phosphathältige Zusatzstoffe

E 322, E 338, E 339, E 340, E 341, E 343, E 450, E 451, E 452, E 541, E 1410, E 1412, E 1413, E 1414, E 1442

Durch die Reduktion oder den Ersatz der verwendeten Milch oder durch das Einsparen von Eigelb kann der Phosphorgehalt bei der Zubereitung von Speisen gesenkt werden. Milch kann durch Wasser, Mineralwasser, Sahne oder eine Mischung daraus ersetzt werden (siehe „Beispiele für Milchersatz" auf S. 13).

Zu den Lebensmitteln, die bei phosphorarmer Ernährung empfohlen werden, siehe die Empfehlungen bei kaliumarmer Ernährung (S. 13/14), die auch hierfür zutreffen.

Salzbedarf

Speisesalz besteht aus Chlor und Natrium. Natrium spielt im Flüssigkeitshaushalt des Körpers eine große Rolle. Zu viel Salz kann zu Übelkeit, Erbrechen, Muskelkrämpfen usw. führen, deshalb sollte die Natriumzufuhr 1.800 bis 2.500 Milligramm pro Tag nicht übersteigen (das entspricht 5 bis 6 Gramm Speisesalz).

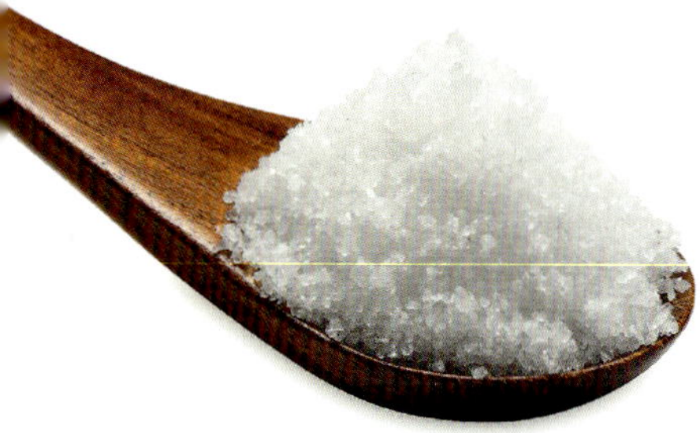

Da frische, unverarbeitete Lebensmittel üblicherweise wenig Natrium enthalten, sollten diese bevorzugt werden. Auf Fertig- und Halbfertigprodukte sollte man hingegen weitgehend verzichten. Bei der Zubereitung von Speisen kann Salz großteils ersetzt werden, so können vermehrt Kräuter, Gewürze, salzlose Gewürzmischungen und aromaintensive Essig- oder Ölsorten verwendet werden.

Die Verwendung von Spezialsalzen wird nicht empfohlen, da diese gegenüber dem herkömmlichen Speisesalz keine Vorteile aufweisen. Spezialsalze auf Kaliumbasis können für Menschen mit Nierenerkrankungen negative gesundheitliche Folgen haben!

Trinkmenge

Der Flüssigkeitsbedarf hängt von vielen verschiedenen Faktoren (z.B. Stadium der Herzinsuffizienz, Restnierenfunktion) ab und muss ärztlich verordnet werden. Sofern es sich nicht um eine Nierensteinerkrankung handelt, bedeutet das in der Regel, dass eine Flüssigkeitseinschränkung notwendig ist.

Im Regelfall werden ausschließlich Getränke, Suppen und Kompottsäfte zur Flüssigkeit gezählt.
Bei einer strengen Flüssigkeitseinschränkung müssen auch flüssige Milchprodukte, Saucen, Obst, Gemüse, Speiseeis und Sorbets zur Flüssigkeit gerechnet werden.

Tipps bei eingeschränkter Flüssigkeitszufuhr

- Führen Sie ein Trinkprotokoll.
- Verwenden Sie Trinkgefäße mit geringem Inhalt (messen Sie den Gefäßinhalt), am besten geeignet sind schmale, hohe Gläser.
- Nehmen Sie Ihre Medikamente ohne Flüssigkeit mit den Speisen ein.
- Meiden Sie durstfördernde, scharfe, zu süße oder zu salzige Getränke oder Lebensmittel.
- Spülen Sie Ihren Mund öfters mit Wasser aus.
- Lutschen Sie gelegentlich Zitronenstäbchen oder Eiswürfel.

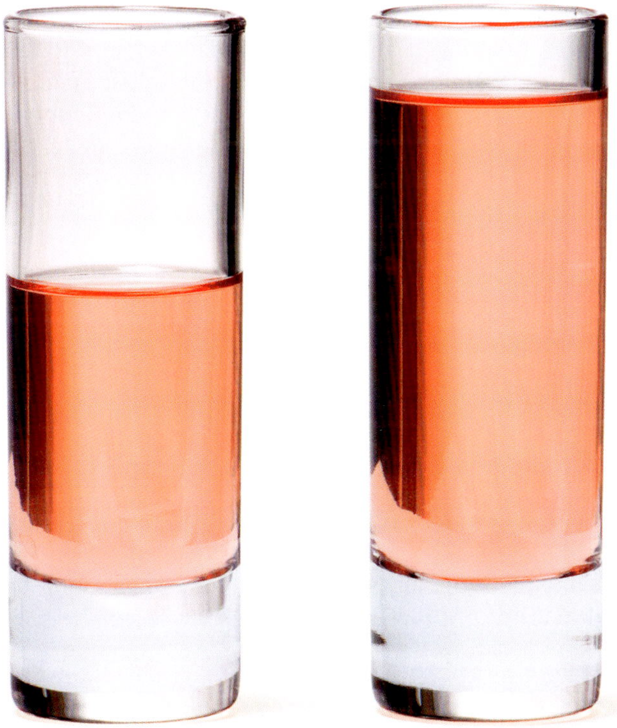

NIERENERKRANKUNGEN UND THERAPIEFORMEN

Chronische Niereninsuffizienz

Bei einer fortschreitenden Zerstörung von Nierengewebe spricht man von chronischer Niereninsuffizienz oder chronischem Nierenversagen. Häufig ist diese Erkrankung eine Folgeerscheinung anderer Leiden – vor allem von Bluthochdruck und Diabetes. Da die Erkrankung lange Zeit keine Beschwerden verursacht, wird sie meist erst im fortgeschrittenen Stadium erkannt. Die aufgetretenen Organschäden können nicht mehr rückgängig gemacht werden. Aus diesem Grund versucht man, ein weiteres Fortschreiten zu verhindern oder zumindest zu verzögern und die Auswirkungen der Folgen so gering wie möglich zu halten. Durch eine konsequente Therapie lassen sich Folgeerscheinungen an Herz, Blutgefäßsystem und Knochen zwar weitgehend vermeiden, trotz allem schreitet die Erkrankung weiter fort und mündet in eine terminale Niereninsuffizienz. Dann wird entweder eine regelmäßige Dialyse oder eine Nierentransplantation notwendig.
Je nach Stadium der Erkrankung unterscheidet man verschiedene Symptome:

- In den Stadien 1–3 werden meist keine Symptome sichtbar. Gelegentlich fällt ein schäumender Urin auf, bedingt durch eine hohe Eiweißausscheidung.
- In den Stadien 4 und 5 treten Symptome wie Appetitlosigkeit, Übelkeit, Erbrechen und Ödeme (Flüssigkeitsansammlungen im Gewebe) auf.
- Im Stadium 5 – der terminalen Niereninsuffizienz (Nierenschwäche im Endstadium) – kommt es zur Harnvergiftung, die, sofern man keine Nierenersatzbehandlung einleitet (z. B. Dialyse oder Nierentransplantation), zum Tod führt.

Therapiemöglichkeiten

Prädialyse – Erhaltende Therapie: In den ersten Stadien der chronischen Niereninsuffizienz wird üblicherweise konventionell therapiert, das bedeutet, dass keine Nie-

renersatzbehandlung zum Einsatz kommt. Bei der Ernährungstherapie ist besonders auf reduzierte Eiweißzufuhr (abhängig von der Nierenfunktion) zu achten. Besonderes Augenmerk muss auch auf die Blutzuckereinstellung (speziell bei diabetischer Nephropathie) gelegt werden.
In den späteren Stadien ist eine Nierenersatzbehandlung notwendig. Zur Verfügung stehen die Hämodialyse, die Peritonealdialyse und die Transplantation.

Hämodialyse (HD): Bei der Hämodialyse wird das Blut aus dem Körper in eine künstliche Niere geleitet. In diesem Gerät werden (soweit möglich) die harnpflichtigen Substanzen aus dem Blut entfernt, anschließend wird das Blut wieder in den Körper zurückgeführt. Zu diesem Zweck wird üblicherweise am Unterarm ein „Shunt“ angelegt: Dies ist eine operativ hergestellte Verbindung zwischen Arterie und Vene, über die das Dialysegerät angeschlossen werden kann.
Bei der Ernährungstherapie ist neben dem Alter, den relevanten Laborwerten und dem allgemeinen Ernährungszustand besonders auf die entstehenden Eiweißverluste durch die Dialyse, die zu entfernende Flüssigkeit, die erlaubte Trinkmenge sowie die Menge und Qualität der zugeführten Nahrungsfette zu achten.

Empfehlungen für die tägliche Zufuhr ausgewählter Nährstoffe

	Prädialyse	Hämodialyse	Peritonealdialyse
Energie	30–35 kcal pro kg NG		
Eiweiß	0,6–0,8 g pro kg NG für Nichtdiabetiker 0,8 g pro kg NG für Diabetiker	1,2 g pro kg NG	1,2–1,3 g pro kg NG 1,5 g pro kg NG bei Peritonitis
Kalium	2.000–2.500 mg		
Phosphor	800–1.000 mg	1.000–1.200 mg	1.000–1.200 mg
Natrium	1.800–2.500 mg entspricht 5–6 g Salz		
Flüssigkeit	individuelle ärztliche Verordnung		

Erklärungen zur Tabelle: g ... Gramm, kg ... Kilogramm, mg ... Milligramm, NG ... Normalgewicht

Peritonealdialyse (PD): Bei der Peritonealdialyse wird eine Dialyselösung über einen Katheter in die Bauchhöhle eingebracht. Harnpflichtige Substanzen gelangen durch das Bauchfell in die Lösung. Nach einer technikabhängigen Wartezeit wird die Dialyselösung durch eine neue Lösung ersetzt.
Bei der Ernährungstherapie ist neben dem Alter, den relevanten Laborwerten und dem allgemeinen Ernährungszustand besonders auf mögliche Symptome einer Peritonitis (Bauchfellentzündung) zu achten.

Transplantation (NTX): Üblicherweise werden bei der Nierentransplantation die eigenen Nieren im Körper belassen, die Spenderniere wird im Bereich des Beckens transplantiert. Normalerweise nimmt das Transplantat seine Funktion rasch auf, eine postoperative Dialyse ist selten nötig. Um die Abstoßung des neuen Organs zu verhindern, müssen Immunsuppressiva eingenommen werden. Diese Medikamente schwächen das Immunsystem und können das Risiko einer Infektion erhöhen.
Bei der Ernährungstherapie ist im Anfangsstadium auf die Werte von Glukose, Phosphor, Magnesium und auf die Flüssigkeitszufuhr zu achten. Sobald die neue Niere vollständig funktionsfähig ist, wird eine ausgewogene Mischkost empfohlen. Um das Risiko einer Infektion durch Lebensmittel zu senken, muss im Umgang mit Nahrungsmitteln und bei der Zubereitung von Speisen besonderer Wert auf die Hygiene gelegt werden. Spezielle Verfahren, um eine keimarme Kost herzustellen, sind allerdings nicht nötig.

Tipps für den Umgang mit Lebensmitteln nach einer Nierentransplantation

- Achten Sie auf die **richtige Lagerung** der Lebensmittel, meist ist eine dunkle und kühle Umgebung zu bevorzugen.
- Essen Sie **kein rohes Fleisch**, Geflügel oder rohen Fisch (z. B. Tatar, Sushi). Garen Sie diese Lebensmittel ganz durch. Waschen Sie sie gründlich vor der Zubereitung. Messer, Schneidbretter, Teller usw., die bei der Verarbeitung von rohem Fleisch, Geflügel oder Fisch verwendet wurden, dürfen nicht mehr für die Zubereitung frischer Lebensmittel verwendet werden (z. B. Salat).
- Wenn möglich, **schälen Sie Obst und Gemüse** nach dem Waschen.
- **Meiden Sie Rohmilch** und daraus hergestellte Produkte (z. B. Käse).
- Seien Sie vorsichtig hinsichtlich der Verwendung von **rohen Eiern** und daraus hergestellten Produkten (z. B. Mayonnaise).
- **Verwerfen** Sie Lebensmittel, die **angeschimmelt** sind.
- Beachten Sie das **Verfallsdatum** von Produkten.

Glomerulonephritis

Als Glomerulonephritis bezeichnet man eine Nierenerkrankung, bei der es zur Entzündung der Nierenkörperchen in der Niere kommt. Die Erkrankung äußert sich häufig als nephrotisches Syndrom (siehe nachfolgend) mit Hämaturie (rote Blutkörperchen im Urin), Proteinurie (Eiweiß im Urin) und einer Einschränkung der Nierenfunktion. Im Vordergrund einer Therapie steht die medikamentöse Behandlung.
Als Ernährungstherapie wird eine ausgewogene Mischkost empfohlen. Kommt es zu einer Nierenfunktionsstörung, wird eine Ernährungstherapie passend zum aktuellen Stadium und zur aktuellen Therapieform empfohlen (siehe Kapitel „Chronische Niereninsuffizienz“ auf S. 18). Weiters müssen eventuelle Nebenwirkungen der medikamentösen Therapie berücksichtigt werden.

Nephrotisches Syndrom

Hierbei handelt es sich um einen Sammelbegriff für mehrere Symptome, die bei Erkrankungen des Nierenkörperchens auftreten können. Dazu gehören:

- große Proteinurie (mehr als 3,5 Gramm Eiweiß im 24-Stunden-Urin)
- Hypoproteinämie (zu wenig Eiweiß im Blut)
- Hyperlipoproteinämie (erhöhte Blutfettwerte)
- Ödeme (Flüssigkeitsansammlungen, z. B. an Armen, Beinen oder im Bauchraum)

Im Vordergrund einer Therapie steht die medikamentöse Behandlung.
Als Ernährungstherapie wird eine salzarme, hochkalorische und eiweißreduzierte Kost empfohlen. Darüber hinaus muss auf das zugeführte Nahrungsfett geachtet werden, es sollte vorwiegend pflanzlichen Ursprungs sein.

Nephrolithiasis – Nierensteinleiden

Nierensteine entstehen durch die Bildung von Kristallen aus Substanzen im Harn. Am häufigsten findet man Kalzium-Oxalatsteine (zirka 75 % aller diagnostizierten Ar-

Faktoren, die das Entstehen von Nierensteinen begünstigen

- zu geringe Harnmenge
- zu geringe Trinkmenge
- zu hohe Natriumzufuhr (zu hoher Salzkonsum)
- zu hohe Eiweißzufuhr
- Harnwegsinfektionen
- Abflussbehinderung des Harns durch Verengungen, Fehlbildungen, Tumore oder Ähnliches

ten), seltener Kalzium-Phosphatsteine, Harnsäuresteine, Xanthinsteine, Struvitsteine, Ammoniumuratsteine und Zystinsteine. Die Ursachen einer Steinbildung sind vielfältig; ausschlaggebend ist die Konzentration der steinbildenden Substanzen im Harn.

Häufig ist die Zusammensetzung des Nierensteins nicht bekannt. Als Ernährungstherapie wird in diesem Fall eine ausgewogene Mischkost empfohlen. Zusätzlich sollte diese Kost salz- und zuckerarm sowie reich an Ballaststoffen sein. Die Zufuhr von tierischem Eiweiß und Fett sollte berücksichtigt und im Bedarfsfall reduziert werden. Auf eine ausreichende Flüssigkeitszufuhr ist besonders zu achten. Die Trinkmenge sollte so weit erhöht werden, dass ein tägliches Harnvolumen von 2,5 Litern erreicht wird. Um die Kristallbildung so weit wie möglich zu verzögern, sollte regelmäßig über den Tag verteilt getrunken werden.

Bilden sich im Anschluss an eine erfolgreiche Therapie nach kurzer Zeit wieder neue Steine (Rezidiv), so sind diese zu analysieren, um die Ernährungstherapie entsprechend anzupassen. Abhängig vom erhaltenen Ergebnis ist neben den zuvor erwähnten Nährstoffen noch auf die Zufuhr von Calcium, Oxalsäure, Purinen, Sulfat, Vitamin C und Zitronensäure zu achten.

Empfohlene Getränke bei Nierensteinleiden

- Mineralwasser, das wenig Natrium (unter 150 mg/l) enthält, aber magnesiumreich (über 50 mg/l) und hydrogencarbonatreich (über 1.500 mg/l) ist
- stark verdünnte Fruchtsäfte (z.B. Zitronen- oder Preiselbeersaft)
- Wasser
- harntreibende Teesorten aus der Apotheke
- Früchte- und Kräutertee

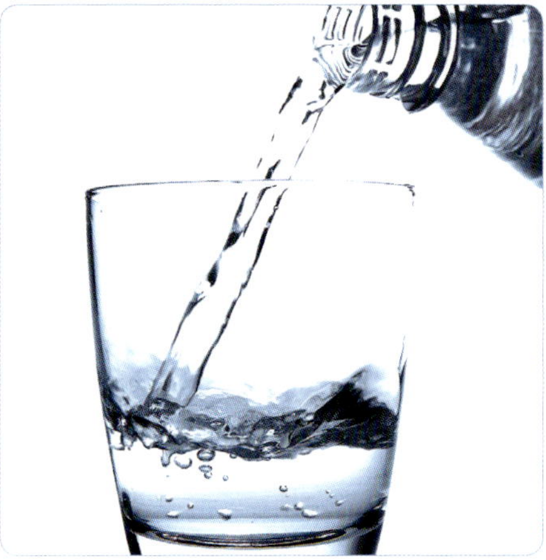

BEGLEITERKRANKUNGEN

Neben der zugrunde liegenden Erkrankung können verschiedene zusätzlich auftretende Probleme den Therapieerfolg maßgeblich beeinflussen. Derartige Begleiterkrankungen dürfen bei der Therapieplanung nicht außer Acht gelassen werden.

Häufig widersprechen einander Ernährungsempfehlungen zur Grunderkrankung und zur Begleiterkrankung. Deshalb ist es unerlässlich, eine Ernährungstherapie unter fachlichem Beistand zu planen und den Therapieerfolg regelmäßig durch Fachpersonal überprüfen zu lassen.

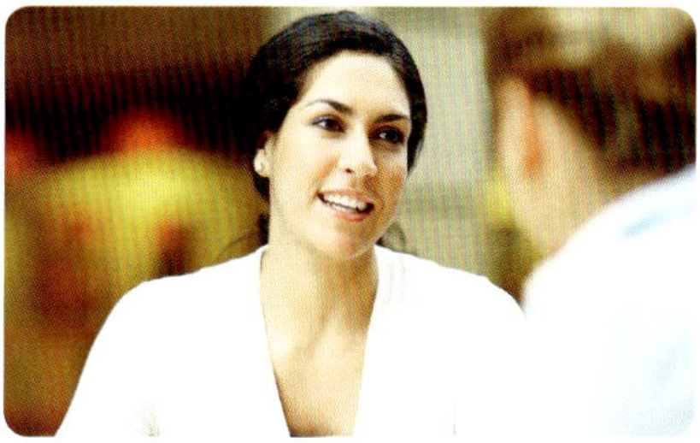

Übergewicht

Da Übergewicht zu Herz-Kreislauf-Komplikationen führt, profitieren Nierenpatientinnen und Nierenpatienten üblicherweise von einer Gewichtsreduktion. Eine Annäherung an das Normalgewicht ist anzustreben. Der Gewichtsverlust sollte innerhalb von drei Monaten maximal 5 % betragen. Wichtig ist die Anpassung der Ernährungstherapie an den allgemeinen Ernährungszustand und an alle weiter zugeordneten Ernährungsparameter. Radikale Fastenkuren oder eine Gewichtsreduktion ohne fachliche Begleitung sollten unter keinen Umständen durchgeführt werden.

Mangelernährung

Eine Unterversorgung mit Nährstoffen führt zu verschlechterten Organfunktionen und zu einem Verlust an Körpergewebe; dies gilt es jedenfalls zu verhindern. Die Ursachen der Mangelernährung müssen erfasst und beseitigt werden. Wenn sich der Nährstoffbedarf infolge von Appetitlosigkeit, Übelkeit oder Schmerzen nicht decken lässt, muss über künstliche Ernährung mittels einer Sonde nachgedacht werden. Ist eine Sondenernährung auch nicht möglich, muss parenteral (in Form von Nährlösungen, die injiziert werden) ernährt werden.

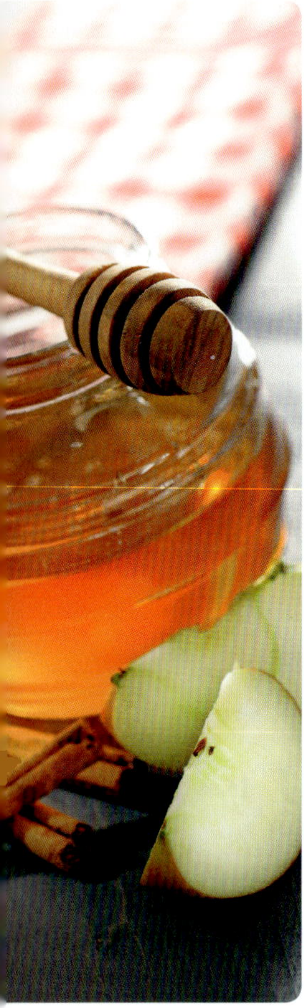

Empfehlungen zur Appetitförderung

- Bewegung fördert den Appetit, zum Beispiel ein Spaziergang vor dem Essen
- Essen in Gesellschaft, bei angenehmer Atmosphäre und ohne Störungen
- richten Sie Speisen liebevoll an; die Verwendung von Kräutern und Dekoration wirkt sich positiv aus
- planen Sie mehrgängige Menüs mit kleinen Portionen
- sofern es kein ärztliches Verbot von Alkohol gibt, kann ein kleiner Aperitif genossen werden

Empfehlungen zur Steigerung der Energieaufnahme

- so oft wie möglich essen
- Flüssigkeit nicht zu den Mahlzeiten, sondern dazwischen zu sich nehmen
- wenn möglich, reichlich Zucker, Traubenzucker oder Honig verwenden
- Speisen mit Sahne und hochwertigen Ölen wie Raps- oder Olivenöl anreichern
- Cremes und Mehlspeisen als Zwischenmahlzeiten einplanen
- klare Suppen durch Cremesuppen ersetzen
- wenn nötig, Speisen mit Kohlenhydrat- und/oder Eiweißpulver anreichern oder Desserts aus Trinknahrungen zubereiten

Fettstoffwechselstörungen

Fettstoffwechselstörungen erhöhen das Risiko für kardiovaskuläre Erkrankungen. Herz-Kreislauf-Erkrankungen sind wiederum die häufigste Todesursache bei Personen mit Nierenerkrankungen.
Der Krankheitsverlauf kann neben der medikamentösen Therapie auch durch Bewegung und eine stimmige Ernährungstherapie beeinflusst werden. Dabei ist besonders auf die verminderte Zufuhr tierischer Fette zu achten. Wenn möglich, sollten Zucker und Honig in reiner Form nicht zu häufig verwendet werden.

Erhöhter Blutdruck

Ein pathologisch erhöhter Blutdruck (Hypertonie) führt zu Herz-Kreislauf-Erkrankungen. Risikofaktoren dafür sind Übergewicht, hoher Salzkonsum, Alkohol, Nikotin und das Schlafapnoe-Syndrom (Atemstillstände während des Schlafs).
Als Basis der Ernährungstherapie gilt neben dem allgemeinen Ernährungszustand und weiter zugeordneten Ernährungsparametern eine ausgewogene Mischkost mit besonderer Berücksichtigung der Salzzufuhr.
Eine salzarme Ernährung kann bei salzempfindlichen Personen eine Blutdrucksenkung von mehr als 10 mmHg zur Folge haben. Durch eine Salzreduktion profitieren aber auch nicht salzsensitive Menschen, weil sie die Wirkung der verordneten Medikamente unterstützt.

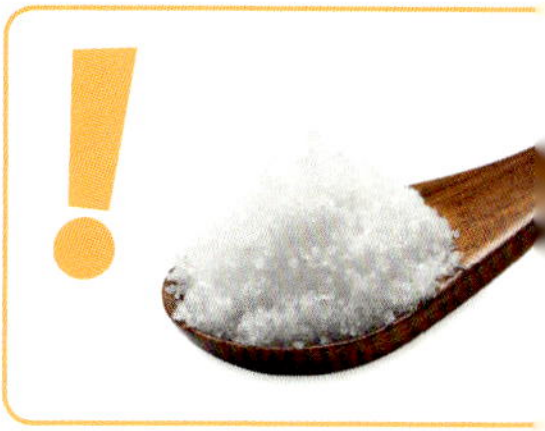

Weitere Begleiterkrankungen

Neben den bereits erwähnten Begleiterkrankungen kann es zu einer renalen Anämie (Blutarmut bzw. Blutmangel aufgrund einer Nierenerkrankung), zu einem Ungleichgewicht im Säure-Basen-Haushalt oder zu einem sekundären Hyperparathyreoidismus (Regulationsstörung der Nebenschilddrüsen) kommen. Diese Erkrankungen sind in Kombination mit Nierenerkrankungen durch eine über das Erwähnte hinausgehende Ernährungstherapie nicht oder nur unwesentlich beeinflussbar, deshalb wird hier nicht näher darauf eingegangen.

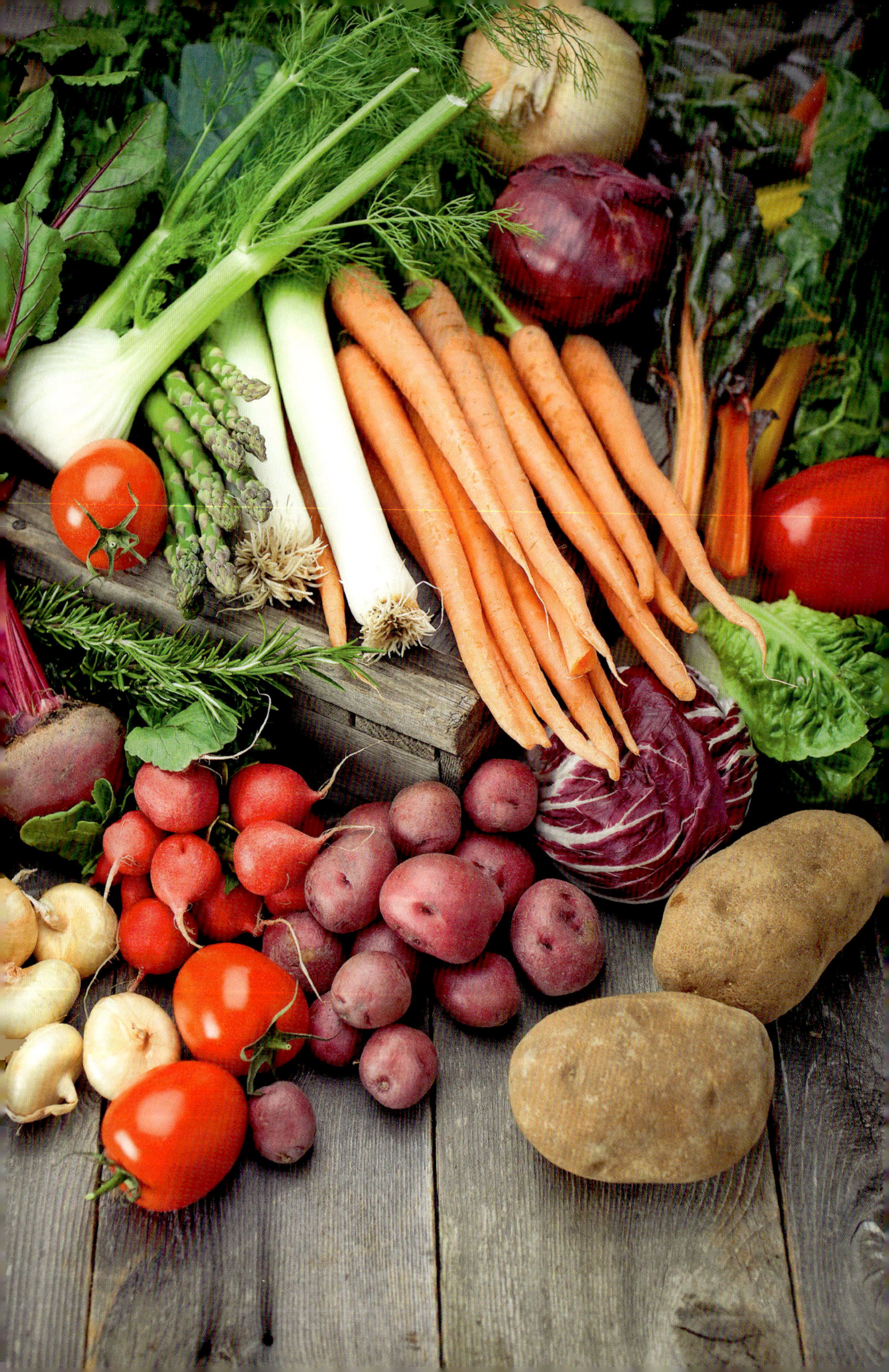

ERNÄHRUNG BEI NIERENERKRANKUNGEN

Lebensmittel, die nicht verwendet werden dürfen

Bei einer bestehenden Nierenerkrankung können verschiedene Lebensmittel oder Substanzen die Wirkungsweise von Medikamenten beeinflussen und so das Risiko von unerwünschten Nebenwirkungen erhöhen oder ein akutes Nierenversagen auslösen.

Lebensmittel oder daraus hergestellte Substanzen, die nicht verwendet werden dürfen

- Grapefruit
- Sternfrucht (Karambole)
- Johanniskraut
- Zubereitungen aus *Aristolochia* (Pfeifenblume; z.B. in chinesischen Naturheilmitteln)

Ausgewogene Mischkost

In einigen vorangegangenen Kapiteln wird als Basis einer Ernährungstherapie eine „ausgewogene Mischkost" empfohlen. Das bedeutet, dass sich eine gültige Ernährungsempfehlung aus dem Zusammenspiel aller relevanten, bekannten Parameter und Krankheitsfaktoren ergibt. Vorrang haben bei der Therapieerstellung die Empfehlungen der zugrunde liegenden Nierenerkrankung.
So wird zum Beispiel bei einer ausgewogenen Mischkost empfohlen, reichlich Vollkornprodukte zu verzehren. Diese Empfehlung bleibt nur aufrecht, wenn keine Notwendigkeit besteht, kalium- und/oder phosphorarm zu essen. Bedarf es allerdings einer solchen Einschränkung, so sind Vollkornprodukte durch Weißmehlprodukte zu ersetzen.

10 Regeln für eine vollwertige Ernährung

Die Deutsche Gesellschaft für Ernährung (DGE) hat auf Basis aktueller wissenschaftlicher Erkenntnisse zehn Regeln für eine vollwertige, ausgewogene Ernährung formuliert. Sie helfen, genussvoll und gesund erhaltend zu essen und zu trinken (Quelle: http://www.dge.de):

1. Vielseitig essen
Genießen Sie die Lebensmittelvielfalt. Merkmale einer ausgewogenen Ernährung sind abwechslungsreiche Auswahl, geeignete Kombination und angemessene Menge nährstoffreicher und energiearmer Lebensmittel.

2. Reichlich Getreideprodukte und Kartoffeln
Brot, Nudeln, Reis, Getreideflocken, am besten aus Vollkorn, sowie Kartoffeln enthalten kaum Fett, aber reichlich Vitamine, Mineralstoffe sowie Ballaststoffe und sekundäre Pflanzenstoffe. Verzehren Sie diese Lebensmittel mit möglichst fettarmen Zutaten. Mindestens 30 Gramm Ballaststoffe, vor allem aus Vollkornprodukten, sollten es täglich sein. Eine hohe Zufuhr senkt die Risiken für verschiedene ernährungsmitbedingte Krankheiten.

3. Gemüse und Obst – nimm „5 am Tag" …
Genießen Sie 5 Portionen Gemüse und Obst am Tag, möglichst frisch, nur kurz gegart – oder auch 1 Portion als Saft – idealerweise zu jeder Hauptmahlzeit und auch als Zwischenmahlzeit: Damit werden Sie reichlich mit Vitaminen, Mineralstoffen sowie Ballaststoffen und sekundären Pflanzenstoffen (z. B. Carotinoiden, Flavonoiden) versorgt.

4. Täglich Milch und Milchprodukte; ein- bis zweimal in der Woche Fisch; Fleisch, Wurstwaren sowie Eier in Maßen
Diese Lebensmittel enthalten wertvolle Nährstoffe, wie z. B. Calcium in Milch, Jod, Selen und Omega-3-Fettsäuren in Seefisch. Fleisch ist Lieferant von Mineralstoffen und Vitaminen (B_1, B_6 und B_{12}). Mehr als 300–600 Gramm Fleisch und Wurst pro Woche sollten es nicht sein. Bevorzugen Sie fettarme Produkte, vor allem bei Fleischerzeugnissen und Milchprodukten.

5. Wenig Fett und fettreiche Lebensmittel
Fett liefert lebensnotwendige (essenzielle) Fettsäuren, und fetthaltige Lebensmittel enthalten auch fettlösliche Vitamine. Fett ist besonders energiereich, daher kann zu viel Nahrungsfett Übergewicht fördern. Zu viele gesättigte Fettsäuren erhöhen das Risiko für Fettstoffwechselstörungen, mit der möglichen Folge von Herz-Kreislauf-Krankheiten. Bevorzugen Sie pflanzliche Öle und Fette (z. B. Raps- und Sojaöl und daraus hergestellte Streichfette). Achten Sie auf unsichtbares Fett, das in Fleischerzeugnissen, Milchprodukten, Gebäck und Süßwaren sowie in Fast-Food- und Fertigprodukten meist enthalten ist. Insgesamt 60–80 Gramm Fett pro Tag reichen aus.

6. Zucker und Salz in Maßen
Verzehren Sie Zucker und Lebensmittel bzw. Getränke, die aus verschiedenen Zuckerarten (z. B. Glukosesirup) hergestellt wurden, nur gelegentlich. Würzen Sie kreativ mit Kräutern und Gewürzen und wenig Salz. Verwenden Sie Salz mit Jod und Fluorid.

7. Reichlich Flüssigkeit
Wasser ist absolut lebensnotwendig. Trinken Sie jeden Tag rund 1,5 Liter Flüssigkeit. Bevorzugen Sie Wasser ohne oder mit Kohlensäure und andere energiearme Getränke. Alkoholische Getränke sollten nur gelegentlich und nur in kleinen Mengen konsumiert werden.

8. Schmackhaft und schonend zubereiten
Garen Sie die jeweiligen Speisen bei möglichst niedrigen Temperaturen, soweit es geht kurz, mit wenig Wasser und wenig Fett – das erhält den natürlichen Geschmack, schont die Nährstoffe und verhindert die Bildung schädlicher Verbindungen.

9. Sich Zeit nehmen und genießen
Essen Sie nicht nebenbei! Lassen Sie sich Zeit beim Essen. Das fördert Ihr Sättigungsempfinden.

10. Auf das Gewicht achten und in Bewegung bleiben
Ausgewogene Ernährung, viel körperliche Bewegung und Sport (30–60 Minuten pro Tag) gehören zusammen. Mit dem richtigen Körpergewicht fühlen Sie sich wohl und fördern Ihre Gesundheit.

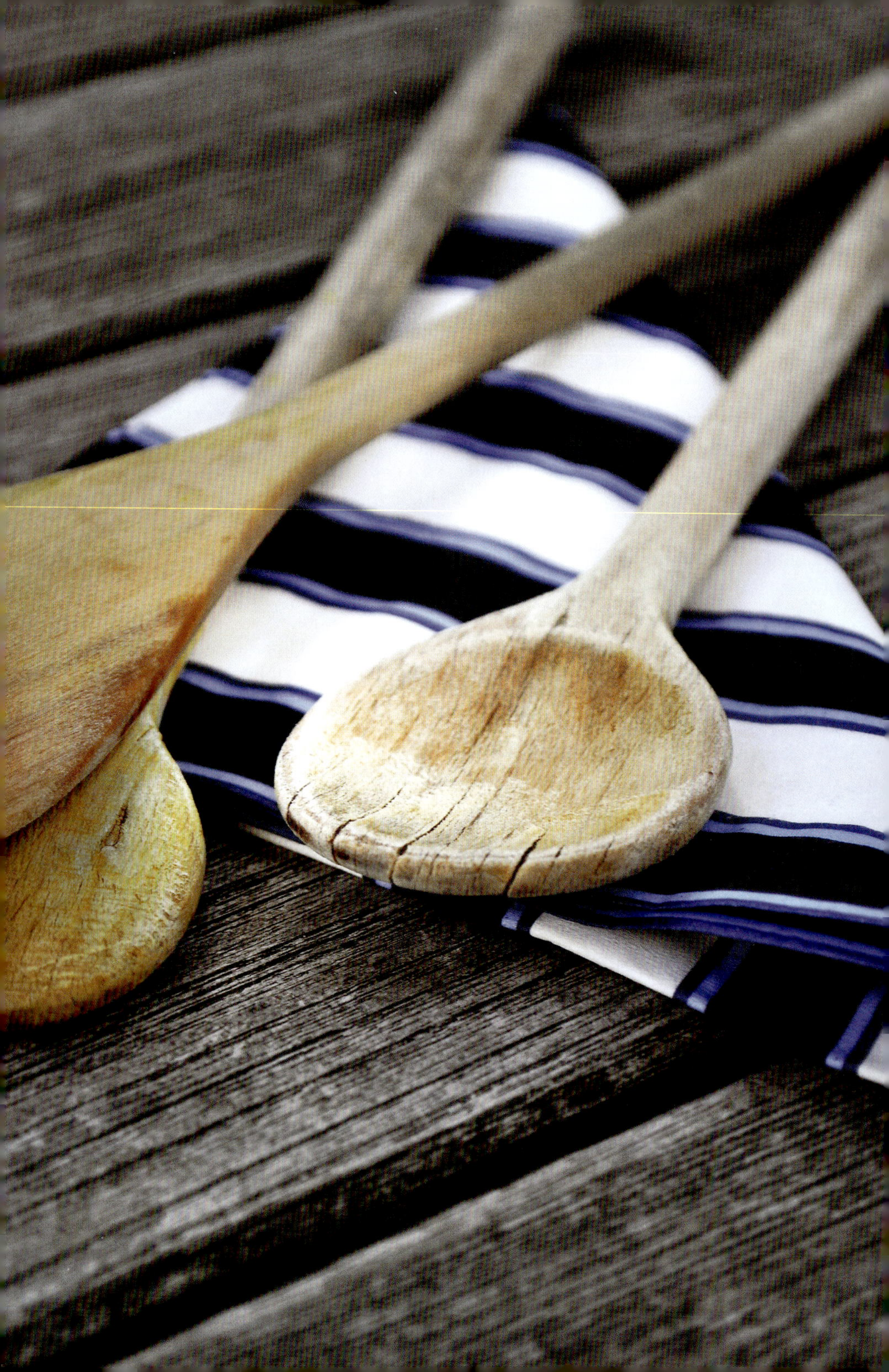

REZEPTE

Für jedes Rezept wird pro Portion der Gehalt an folgenden Nährwerten angegeben:

- E – Energie [in kcal]
- EW – Eiweiß gesamt [in g]
- EP – Eiweißportionen
  eiweißreich
  eiweißarm
- F – Fett [in g]
- KH – Kohlenhydrate – [in g]
- BE – Broteinheiten
- K – Kalium [in mg]
- P – Phosphor [in mg]

Achtung: Alle Nährwertangaben gelten nur, wenn die Anleitungen in den Rezepturen genau eingehalten werden.

Achtung: Bei Flüssigkeitsbeschränkung (z. B. bei Dialyse) sind die Suppenrezepte nicht geeignet!

Folgende Zubereitungshinweise können angegeben sein:

- *kaZ* – dieses Lebensmittel kaliumarm zubereiten
- *Konserve* – **keine** Frischware verwenden, sondern gut gewaschene Glas- oder Dosenware

Kaliumarme Zubereitung (kaZ)

Um den Kaliumgehalt eines Lebensmittels zu senken, gibt es die Möglichkeit der kaliumarmen Zubereitung. Dabei werden 50–70 % des Kaliums herausgelöst. Sinnvoll ist diese Maßnahme bei Kartoffeln, Gemüse und Obst. In den Rezepturen wird auf diese Zubereitungsmethode nicht mehr eingegangen, es erfolgt nur mehr der Hinweis „(kaZ)“ – das bedeutet, dass das so bezeichnete Lebensmittel zubereitet und danach weiter eingearbeitet werden soll wie im Kasten rechts beschrieben.

Im Vergleich zu Frischware enthält gut gewaschenes Obst und Gemüse aus Konserven nur mehr etwa 50 % des Kaliumgehalts (die Flüssigkeit aus der Konserve darf nicht verwendet werden). Werden derartige Lebensmittel im Rezept verwendet, wird darauf mit dem Zusatz „aus der Konserve“ hingewiesen.

Das Kochgut schälen und klein schneiden, danach in 5-facher Wassermenge kochen. Das gebrauchte Wasser nicht verwenden.

KLEINE SPEISEN

DOMINOBROT

Zutaten für 2 Portionen:

- 80 g Weißbrot
- 80 g Graubrot
- 4 TL Butter
- 100 g Gouda
- Kresse

Zubereitung:

Dünne Brotscheiben mit Butter bestreichen, mit Käse belegen und mit Kresse bestreuen. Jeweils vier Scheiben aufeinandersetzen und in kleine Vierecke schneiden.

Energie	Fett	KH	BE	EW	EP	K	P
430 kcal	24 g	37 g	3 BE	18 g	1 EP	150 mg	350 mg

GEFLÜGELSANDWICHES

Zutaten für 2 Portionen:

- 100 g Putenfleisch (kaZ)
- 20 g Knollensellerie (kaZ)
- 60 g Gemüsepaprika (grün)
- Pfeffer
- Basilikum
- 4 EL saure Sahne (Sauerrahm)
- 4 Blatt Kopfsalat
- 2 TL Butter
- 4 Stück Weißbrot/ Toastbrot

Zubereitung:

Putenfleisch und Sellerie kleinwürfelig schneiden und in viel Wasser kochen, abgießen und zusammen mit Paprika und Basilikum sehr fein schneiden. Pfeffer und saure Sahne dazugeben und gut vermengen. Die Brote mit Butter und dem Aufstrich bestreichen und mit Salatblättern servieren.

Energie	Fett	KH	BE	EW	EP	K	P
360 kcal	20 g	25 g	2 BE	18 g	1,5 EP	300 mg	180 mg

THUNFISCHAUFSTRICH

Zutaten für 2 Portionen:

- 30 g Thunfisch (aus der Konserve, abgetropft)
- 20 g Karotten
- 20 g Gemüsepaprika (grün)
- 4 TL Butter
- 2 EL saure Sahne (Sauerrahm)
- Pfeffer

Zubereitung:
Alle Zutaten fein schneiden und vermischen.

Energie	Fett	KH	BE	EW	EP	K	P
130 kcal	12 g	1 g	–	4 g	0,5 EP	110 mg	40 mg

SCHINKENAUFSTRICH

Zutaten für 2 Portionen:

- 60 g Quark (Topfen)
- 20 g Frischkäse
- 20 g Schinken (gekocht)
- 2 TL Butter
- 1 Gewürzgurke (aus der Sauerkonserve, abgetropft)
- ½ Tomate
- ½ Hühnerei (gegart)
- 2 Knoblauchzehen
- Muskatnuss
- Kümmel
- Pfeffer
- Petersilie
- Schnittlauch
- Liebstöckel

Zubereitung:
Alle Zutaten fein schneiden und vermengen.

Energie	Fett	KH	BE	EW	EP	K	P
160 kcal	12 g	2 g	–	8 g	1 EP	120 mg	120 mg

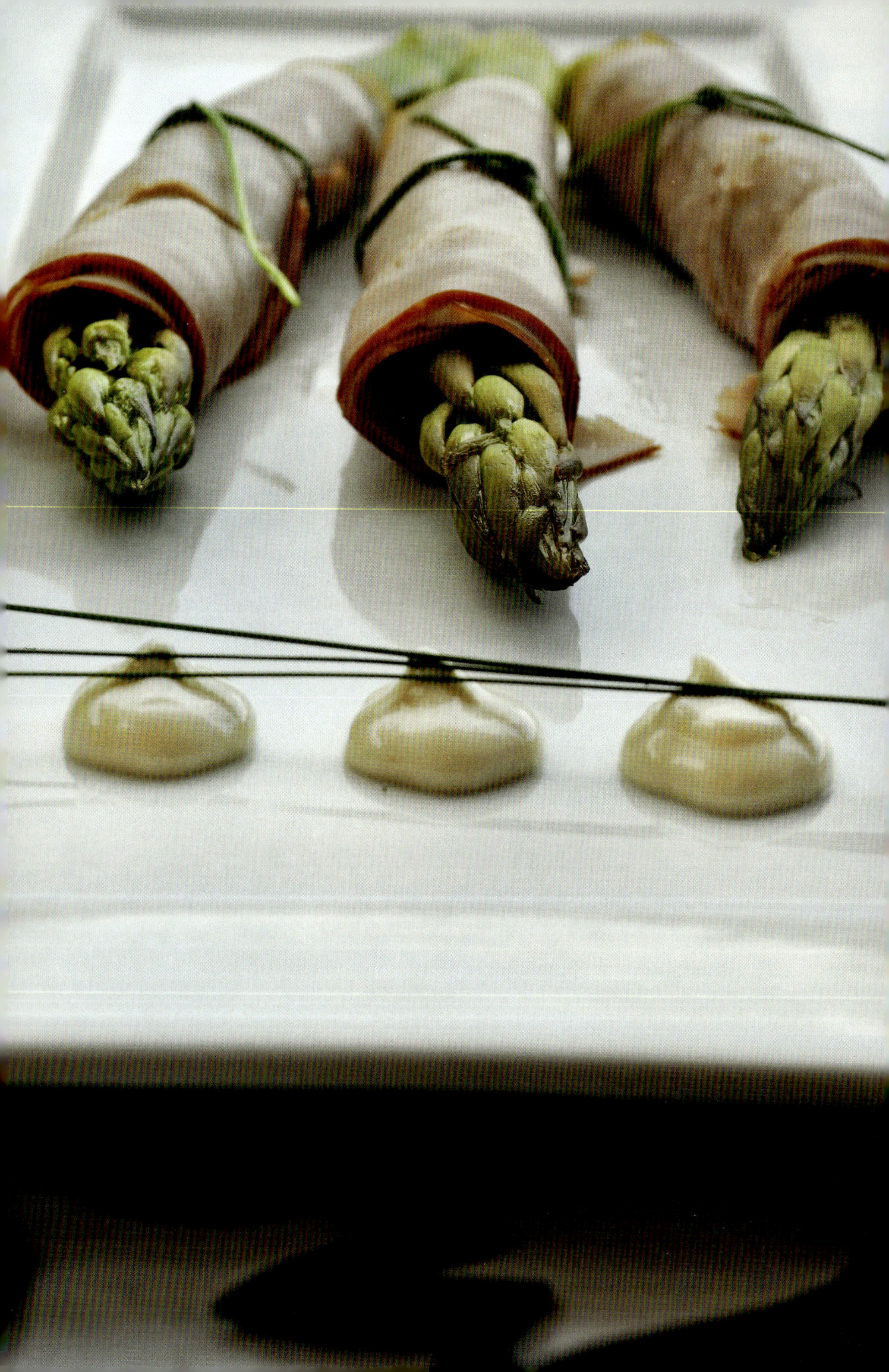

SPARGEL-SCHINKEN-RÖLLCHEN

Zutaten für 2 Portionen:

- 200 g Spargel (aus der Konserve, gegart)
- 80 g Schinken (gekocht)
- 2 EL Mayonnaise
- Blattsalat

Zubereitung:

Den Spargel gut abtropfen lassen, auf die Schinkenscheiben legen und einrollen. Zum Garnieren etwas Mayonnaise und Salatblätter verwenden.

Energie	Fett	KH	BE	EW	EP	K	P
160 kcal	10 g	1,5 g	–	13 g	1 EP	170 mg	110 mg

TOMATENAUFSTRICH

Zutaten für 2 Portionen:

- 100 g Frischkäse
- 1 Tomate
- Pfeffer
- Basilikum

Zubereitung:

Alle Zutaten fein schneiden und vermischen.

Energie	Fett	KH	BE	EW	EP	K	P
175 kcal	16 g	2 g	–	5 g	0,5 EP	120 mg	80 mg

SALATE

GEFLÜGELSALAT AUF TOASTBROT

Zutaten für 2 Portionen:

- 80 g Hähnchenbrustfilet (kaZ)
- ½ Karotte (kaZ)
- 1 EL Mayonnaise
- 1 Stück Hühnerei (gegart)
- 2 Scheiben Weißbrot/ Toastbrot
- Zitronensaft
- Pfeffer

Zubereitung:

Karotte in feine Streifen und Huhn in etwas dickere Streifen schneiden, beides in viel Wasser kochen. Danach das Huhn mit Zitronensaft und Pfeffer würzen, einziehen lassen. Das Ei in kleine Würfel schneiden und mit den anderen Zutaten vermengen. Mit etwas Petersilie auf Toastbrot servieren.

Energie	Fett	KH	BE	EW	EP	K	P
190 kcal	8 g	13 g	1 BE	15 g	1 EP	250 mg	150 mg

SALAT AUS GRÜNEN BOHNEN

Zutaten für 2 Portionen:

- 150 g grüne Bohnen (frisch) (kaZ)
- 1 EL (10 g) Essig
- ⅛ l Trinkwasser
- 1 EL Sonnenblumenöl
- 1 TL Senf
- ½ Zwiebel

Zubereitung:

Die grünen Bohnen in ca. 2 cm lange Stücke schneiden und in viel Wasser bissfest kochen. Die Zwiebel in kleine Würfel schneiden und zusammen mit den Bohnen und den restlichen Zutaten in einer Schüssel vermengen.

Energie	Fett	KH	BE	EW	EP	K	P
60 kcal	3 g	4 g	–	2 g	–	200 mg	40 mg

RINDFLEISCHSALAT

Zutaten für 2 Portionen:

- 100 g Rindfleisch (kaZ)
- 1 Zwiebel
- 4 Gewürzgurken (aus der Sauerkonserve, abgetropft)
- 1 Tomate
- 2 TL Senf
- 4 EL Trinkwasser
- 2 EL Essig
- 1 EL Sonnenblumenöl
- Pfeffer

Zubereitung:

Das Fleisch in viel Wasser kochen. Danach alle Zutaten in kleine Würfel schneiden und vermengen.

Energie	Fett	KH	BE	EW	EP	K	P
170 kcal	10 g	3,5 g	–	15 g	1,5 EP	280 mg	150 mg

RAHMGURKENSALAT

Zutaten für 2 Portionen:

- 250 g Salatgurke (frisch)
- 2 EL saure Sahne (Sauerrahm)
- 1 TL Essig
- ½ TL Dill
- 1 Prise Pfeffer (weiß)
- etwas Kümmel

Zubereitung:

Die Gurke feinblättrig schneiden, mit der sauren Sahne und dem Essig mischen, danach mit Dill, Pfeffer und Kümmel abschmecken.

Energie	Fett	KH	BE	EW	EP	K	P
36 kcal	2 g	3 g	–	1 g	–	220 mg	40 mg

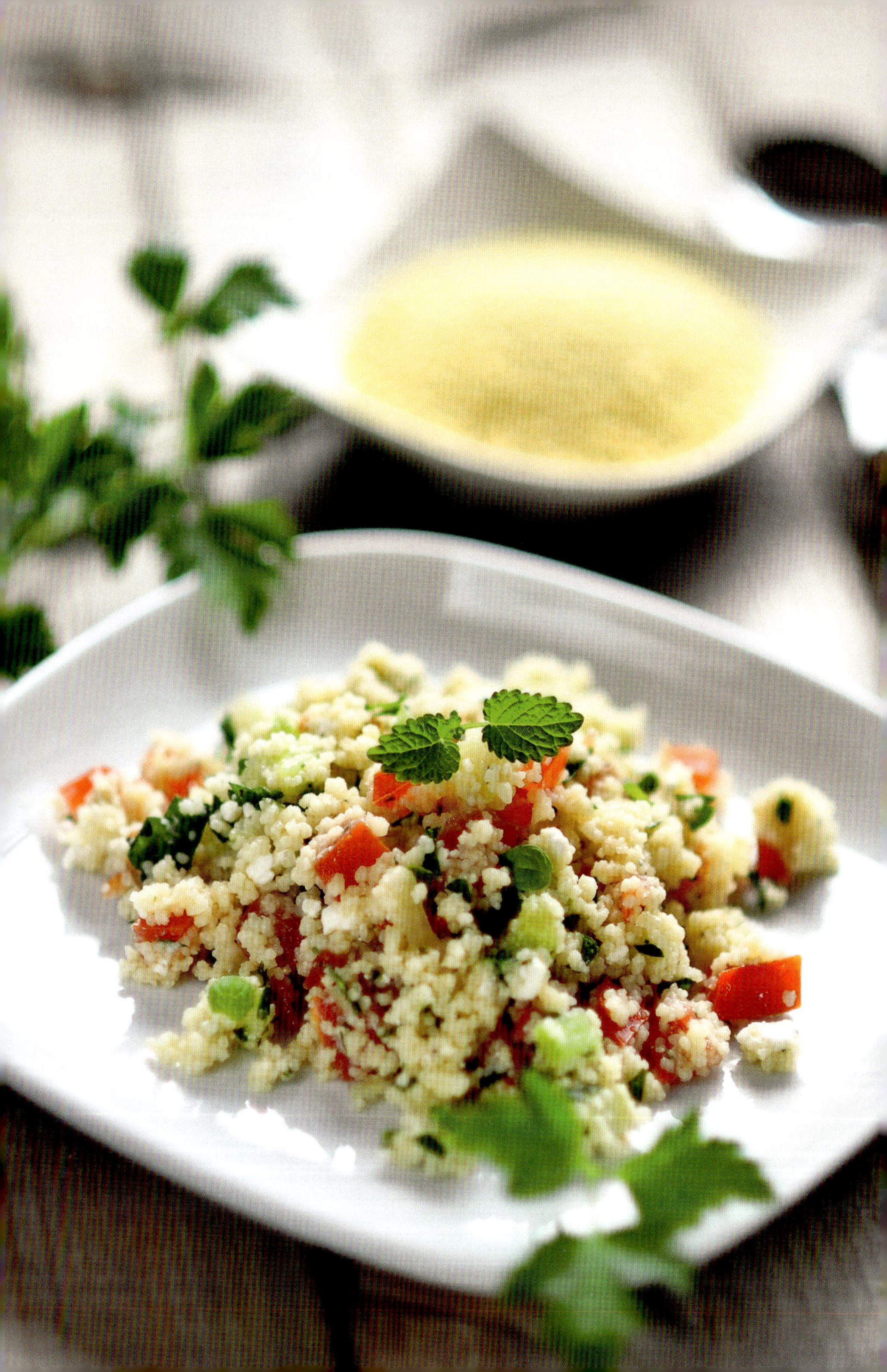

COUSCOUS-SALAT

Zutaten für 2 Portionen:

- 120 g Couscous
- 1 Tomate
- 2 EL Petersilie
- 1 EL Zitronensaft
- 1 EL Olivenöl

Zubereitung:

Couscous nach Packungsangaben zubereiten. Tomaten überbrühen, schälen, in kleine Stücke schneiden, Saft und Kerne entfernen. Petersilie fein hacken, zusammen mit dem Couscous und den Tomaten in eine Schüssel geben. Mit Olivenöl und Zitronensaft abschmecken. Den Salat mindestens 2 Std. im Kühlschrank ziehen lassen.

Energie	Fett	KH	BE	EW	EP	K	P
250 kcal	6 g	44 g	3,5 BE	6 g	–	180 mg	65 mg

BUNTER BEILAGENSALAT

Zutaten für 2 Portionen:

- 2 große Handvoll Kopfsalat
- 1 EL Essig
- ½ Zwiebel
- 4 Cocktailtomaten
- 1 EL Rapsöl
- 1 Prise Salz
- ½ TL Zucker
- ⅛ l Trinkwasser

Zubereitung:

Salatblätter waschen und mundgerecht zerteilen. Die Zwiebel in kleine Würfel schneiden und mit Zucker, Wasser, Essig und Öl vermengen. Den Salat damit marinieren und in kleinen Schüsseln anrichten. Die Cocktailtomaten vierteln und den Salat damit garnieren.

Energie	Fett	KH	BE	EW	EP	K	P
67 kcal	3 g	3 g	–	1 g	–	200 mg	22 mg

SUPPEN

> **Achtung:** Für Personen mit einer Flüssigkeitsbeschränkung (z. B. bei Dialyse) sind die Suppenrezepte nicht geeignet!

BLUMENKOHLSUPPE (KARFIOLCREMESUPPE)

Zutaten für 2 Portionen:

- 150 g Blumenkohl (Karfiol) (kaZ)
- 400 ml Trinkwasser
- 100 g Sahne (Schlagobers)
- 2 EL Mehl
- 1 EL Sonnenblumenöl
- 1 Prise Pfeffer (weiß)
- Knoblauch
- Petersilie

Zubereitung:

Den Blumenkohl klein schneiden und in Wasser weich kochen, danach abseihen und in 400 ml Trinkwasser mit den Gewürzen abschmecken. Sahne dazugeben und verkochen lassen. Das Mehl mit dem Öl zu einer hellen Einmach (Roux) rösten, anschließend die Suppe damit binden und gut verkochen lassen. Mit einem Pürierstab cremig rühren, zum Servieren mit Petersilie bestreuen.

Energie	Fett	KH	BE	EW	EP	K	P
250 kcal	24 g	5 g	0,5 BE	3 g	–	230 mg	70 mg

KALBSEINMACHSUPPE

Zutaten für 2 Portionen:

- 80 g Kalbfleisch
- 100 g Wurzelgemüse (Suppengrün)
- 1 EL Rapsöl
- 1 EL Mehl
- 4 EL Sahne (Schlagobers)
- ½ Zwiebel
- 1 Lorbeerblatt
- 400 ml Trinkwasser
- Muskatnuss
- Kümmel
- Koriander

Zubereitung:

Das Kalbfleisch mundgerecht schneiden und zusammen mit dem Wurzelgemüse, der fein geschnittenen Zwiebel und dem Lorbeerblatt im Wasser weich kochen. Eine helle Einmach (Roux) aus Mehl und Fett zubereiten und mit der Kalbssuppe aufgießen. Das Fleisch dazugeben und alles gut verkochen lassen. Anschließend die Sahne hinzufügen und mit Muskat, Kümmel sowie gehacktem Koriander würzen.

Energie	Fett	KH	BE	EW	EP	K	P
200 kcal	15 g	8 g	0,5 BE	10 g	1 EP	330 mg	130 mg

SAURE RAHMSUPPE

Zutaten für 2 Portionen:

- 200 g saure Sahne (Sauerrahm)
- 400 ml Trinkwasser
- 40 g Mehl
- Majoran
- Kümmel
- 40 g Semmelwürfel

Zubereitung:
Wasser und Kümmel aufkochen. Die saure Sahne mit dem Mehl mischen, in das Wasser einrühren und gut aufkochen, mit Majoran abschmecken. Die Suppe mit leicht gerösteten Semmelwürfeln servieren.

Energie	Fett	KH	BE	EW	EP	K	P
300 kcal	15 g	33 g	2,5 BE	7 g	–	180 mg	110 mg

SELLERIECREMESUPPE

Zutaten für 2 Portionen:

- 100 g Knollensellerie (frisch) (kaZ)
- 4 EL Sahne (Schlagobers)
- ½ Zwiebel
- 1 EL Rapsöl
- 1 Prise Pfeffer (weiß)
- Muskatnuss
- 400 ml Trinkwasser

Zubereitung:
Den Sellerie schälen, in kleine Würfel schneiden und in viel Wasser weich kochen. Die Zwiebeln kleinwürfelig schneiden und im Öl anschwitzen, Sellerie dazugeben und kurz mitbraten. Anschließend abgießen, mit 400 ml Trinkwasser und Sahne aufgießen, kurz aufkochen lassen und mit einem Pürierstab cremig rühren. Mit etwas Pfeffer und Muskat abschmecken.

Energie	Fett	KH	BE	EW	EP	K	P
140 kcal	13 g	3 g	–	2 g	–	120 mg	60 mg

EINTROPFSUPPE

Zutaten für 2 Portionen:

- 400 ml Trinkwasser
- 1 Lorbeerblatt
- Kümmel
- 50 g Wurzelgemüse
- ½ Zwiebel
- 2 Hühnereier
- 6 EL Weizenmehl
- 2 EL Milch
- Schnittlauch

Zubereitung:
Im Wasser das klein geschnittene Wurzelgemüse mit der feinblättrig geschnittenen Zwiebel und den Gewürzen aufkochen. Ei, Mehl und Milch verrühren und durch ein Spätzlesieb in die kochende Suppe einrühren. Etwa 2 Min. kochen, dann mit gehacktem Schnittlauch servieren.

Energie	Fett	KH	BE	EW	EP	K	P
210 kcal	7 g	24 g	2 BE	12 g	1 EP	240 mg	180 mg

KÜRBISCREMESUPPE

Zutaten für 2 Portionen:

- 400 g Kürbis (z. B. Hokkaido, Butternuss)
- 2 EL Butter
- 2 EL Zucker
- 400 ml Trinkwasser
- 125 ml Sahne
- Salz, Pfeffer

Zubereitung:

Den Kürbis in kleine Würfel schneiden. In einer Pfanne die Butter zerlassen und die Kürbiswürfel darin anbraten. Mit Zucker bestreuen und karamellisieren lassen. Mit Wasser ablöschen und so lange köcheln lassen, bis die Kürbisstücke weich sind.

Anschließend Sahne zugießen und mit Salz und Pfeffer abschmecken. Zum Schluss mit einem Stabmixer pürieren.

Tipp: Besonders fein schmeckt die Kürbiscremesuppe, wenn man sie zum Schluss mit einigen Tropfen Kürbiskernöl beträufelt.

Energie	Fett	KH	BE	EW	EP	K	P
334 kcal	26 g	21 g	1 BE	3 g	–	667 mg	122 mg

ZUCCHINISUPPE

Zutaten für 2 Portionen:

- 2 Zucchini
- 100 g Kohlrabi
- 50 g Knollensellerie
- 1 EL Petersilie, gehackt
- Liebstöckel
- Salz, Pfeffer
- etwas Rapsöl
- 400 ml Trinkwasser

Zubereitung:

Für die Suppe Sellerie und Kohlrabi schälen und in grobe Stücke schneiden. In einem Topf etwas Öl erhitzen und das Gemüse anrösten. Die Zucchini ebenfalls in grobe Stücke schneiden und zum Gemüse geben. Kurz mitrösten und dann mit Wasser aufgießen.

Die Kräuter hacken und kurz mitköcheln lassen. Die Suppe mit dem Pürierstab fein pürieren und bei Bedarf noch mit etwas Wasser verdünnen.

Energie	Fett	KH	BE	EW	EP	K	P
113 kcal	7 g	7 g	–	6 g	–	624 mg	101 mg

HAUPTSPEISEN MIT FLEISCH

FETTUCCINE MIT SAFRANSAUCE UND SCHINKEN

Zutaten für 2 Portionen:

- 200 g Bandnudeln (Fettucine)
- 1 Zwiebel
- 1 EL Parmesan
- 1/16 l Weißwein (trocken)
- Safran
- 100 g Sahne (Schlagobers)
- 1 EL Maisstärke
- 60 g Schinken (gekocht)
- Petersilie
- 1/16 l Trinkwasser
- 1 EL Sonnenblumenöl

Zubereitung:

Zwiebel kleinwürfelig schneiden und mit Safran und Wein auf die Hälfte einkochen. Sahne hinzugeben und bei schwacher Hitze ca. 8 Min. köcheln. Wasser und Stärke vermischen, in die Sauce einrühren und aufkochen. Schinken in feine Streifen schneiden und in erhitztem Olivenöl anrösten. Die gekochten Teigwaren mit dem Schinken bestreuen und mit der Sauce übergießen. Zum Servieren mit Petersilie und Parmesan bestreuen.

Energie	Fett	KH	BE	EW	EP	K	P
700 kcal	30 g	76 g	6 BE	25 g	1 EP	360 mg	320 mg

FRIKADELLEN (FASCHIERTE LAIBCHEN)

Zutaten für 2 Portionen:

- 240 g Hackfleisch vom Schwein (frisch)
- 1 Zwiebel
- 1 Brötchen (Semmel)
- 2 EL Paniermehl (Semmelbrösel)
- 1 Hühnerei
- 1 TL Senf
- Pfeffer (schwarz)
- Muskatnuss
- Oregano
- Basilikum
- Thymian

Zubereitung:

Brötchen in Wasser einweichen, danach in kleine Würfel schneiden. Zwiebel in ganz kleine Würfel schneiden. Alle Zutaten miteinander vermengen und handtellergroße, 2–3 cm dicke Laibchen formen. Die Laibchen entweder langsam in einer Pfanne mit Öl oder im Backofen braten.

Tipp: Als Beilage eignet sich Butterreis (S. 74) oder Rosmarin-Polenta-Püree (S. 73) sehr gut.

Energie	Fett	KH	BE	EW	EP	K	P
460 kcal	28 g	23 g	1,5 BE	29 g	2,5 EP	540 mg	300 mg

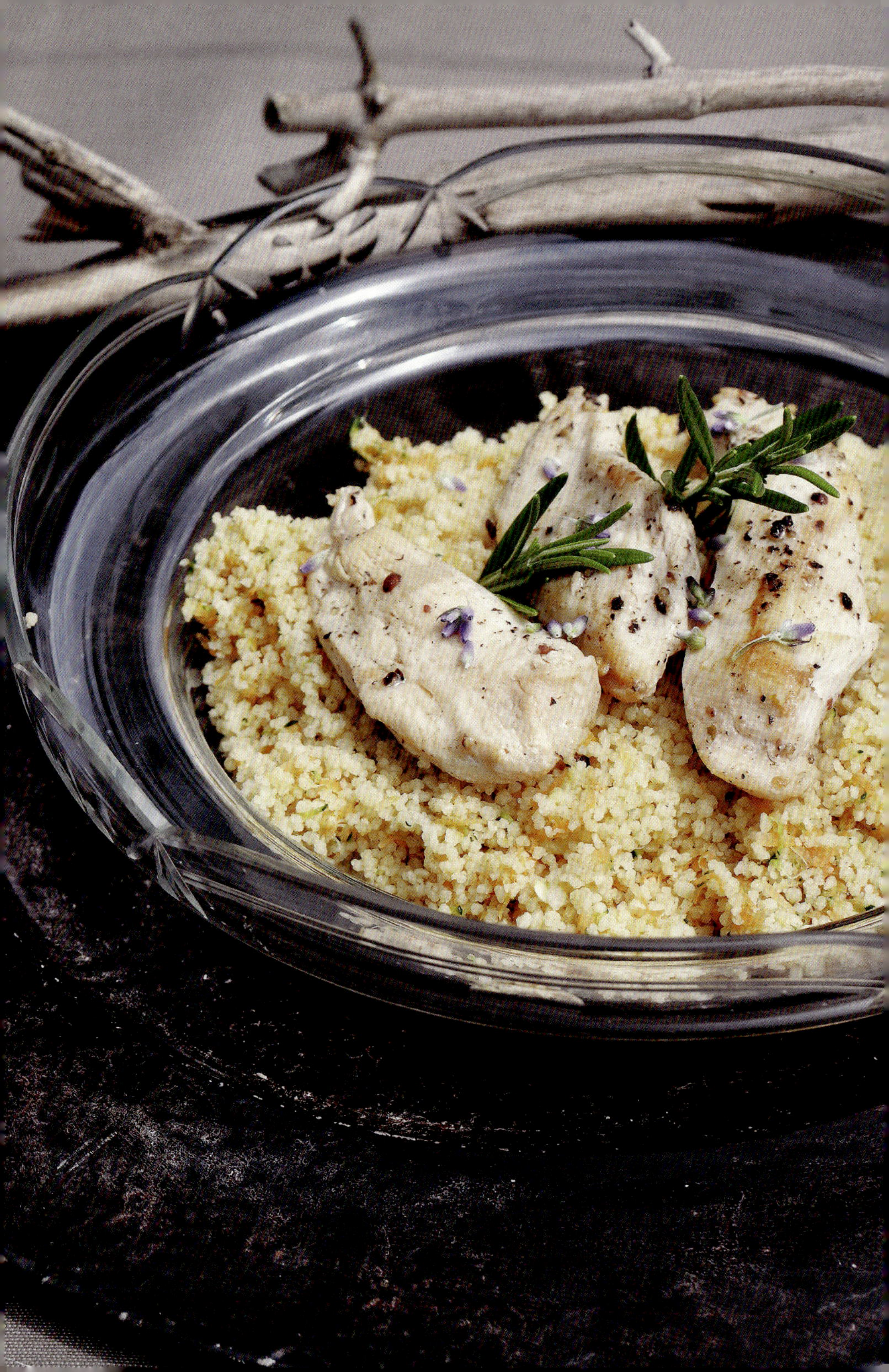

KRÄUTERCOUSCOUS MIT HÜHNERSTREIFEN

Zutaten für 2 Portionen:

- 200 g Couscous
- 100 g Karotten (kaZ)
- 100 g Zucchini (kaZ)
- Rosmarin
- Kräuter
- Salz
- 150 g Hähnchenbrustfilet
- Gewürze nach Belieben

Zubereitung:

Couscous nach Packungsangaben zubereiten. Karotten und Zucchini fein raspeln und in viel Wasser weich kochen, im Anschluss mit den Kräutern unter das fertige Couscous mischen. Hühnerfilets in Streifen schneiden, würzen und grillen.

Energie	Fett	KH	BE	EW	EP	K	P
430 kcal	2 g	73 g	6 BE	29 g	1,5 EP	620 mg	280 mg

KALBSFRIKASSEE

Zutaten für 2 Portionen:

- 200 g (1 Stück) Kalbfleisch
- 1 EL Sonnenblumenöl
- 40 g Ananas (aus der Konserve)
- 3 EL Weizenmehl
- 200 ml Trinkwasser
- 60 g Lauch (Porree)
- 100 g saure Sahne (Sauerrahm)
- 1 Zwiebel
- Pfeffer (schwarz)
- Muskatnuss
- Lorbeerblatt
- Wacholderbeeren

Zubereitung:

Die fein geschnittene Zwiebel und den in feine Ringe geschnittenen Lauch im Öl leicht andünsten, das in mundgerechte Würfel geschnittene Fleisch dazugeben. Mit Wasser auffüllen, würzen und weich kochen. Das Mehl mit etwas Wasser anrühren, zum Fleisch gießen und kurz aufkochen, danach die saure Sahne und die in kleine Würfel geschnittenen Ananasstückchen hinzufügen. Das Ganze ohne Aufkochen kurz ziehen lassen.

Energie	Fett	KH	BE	EW	EP	K	P
360 kcal	20 g	21 g	1,5 BE	24 g	2 EP	550 mg	290 mg

HIRSCHGULASCH

Zutaten für 2 Portionen:

- 200 g Hirschfleisch (frisch)
- 40 g Speck (durchwachsen)
- 3 Zwiebeln (frisch)
- 100 g Karotten
- 20 g Knollensellerie
- 1 TL Tomatenmark
- 120 ml Trinkwasser
- 2 EL Rapsöl
- 1/16 l Rotwein
- Knoblauch (frisch)
- Pfeffer (weiß)
- Wacholderbeeren
- Lorbeerblatt
- Majoran

Zubereitung:

Fleisch würfelig schneiden und in Rapsöl anbraten. Speckwürfel und geschnittene Zwiebel dazugeben, mit Pfeffer würzen und anbraten. Tomatenmark und Knoblauch hinzufügen. Mit Rotwein und Wasser ablöschen. Fein gestiftelte Karotten und Sellerie in viel Wasser weich kochen, danach abseihen und zum Fleisch geben. Lorbeerblätter, Wacholderbeeren und Majoran in ein Gewürzsäckchen binden, dazugeben und alles 1 Std. köcheln lassen. Dann das Gewürzsäckchen entfernen.

Energie	Fett	KH	BE	EW	EP	K	P
350 kcal	22 g	9 g	–	26 g	2,5 EP	600 mg	280 mg

REISFLEISCH

Zutaten für 2 Portionen:

- 100 g Schweinefleisch
- 150 g Reis
- 1 Zwiebel
- 50 g Gemüsepaprika („tricolore“ – gelb, grün, rot)
- 1 EL Rapsöl
- 2 TL Tomatenmark
- 1 TL Paprikapulver (edelsüß)
- etwas Apfelessig
- 250 ml Trinkwasser
- Lorbeerblatt
- Kümmel
- Pfeffer
- Knoblauch (frisch)
- Majoran

Zubereitung:

Zwiebel in Öl anrösten. Gemüsepaprika und würfelig geschnittenes Fleisch dazugeben und anrösten. Paprikapulver, Tomatenmark und Essig hinzufügen, durchrühren, mit Wasser auffüllen, dann Kräuter und Gewürze beigeben und dünsten. Wenn das Fleisch weich ist, den Saft abgießen und beiseitestellen. Zum Fleisch den Reis hinzufügen, mit doppelter Wassermenge auffüllen und weich dünsten. Abschließend den abgegossenen Fleischsaft untermischen und servieren.

Energie	Fett	KH	BE	EW	EP	K	P
420 kcal	11 g	62 g	5 BE	13 g	1 EP	400 mg	200 mg

KALBSSCHNITZEL MIT GEMÜSERAGOUT

Zutaten für 2 Portionen:

- 240 g Kalbfleisch (frisch)
- 1 EL Weizenmehl
- 1 EL Rapsöl
- 120 ml Trinkwasser
- 200 g Kohlrabi
- 200 g Zucchini
- 1 EL Olivenöl
- 1⁄16 l Trinkwasser
- Muskatnuss
- Zucker
- Petersilie

Zubereitung:

Für die Zubereitung das Kalbfleisch an den Rändern leicht einschneiden und plattieren. Eine Seite in Mehl tauchen und andrücken. Das Schnitzel mit der bemehlten Seite in Öl anbraten, wenden, dann die zweite Seite ebenfalls anbraten. Das Fleisch aus dem Öl nehmen, Fett abgießen, mit Wasser aufgießen, Schnitzel wieder einlegen und weich dünsten.

Für das Ragout Kohlrabi schälen, in Scheiben schneiden und vierteln; Zucchini in Scheiben schneiden; beide Gemüse im Wasser weich kochen, danach mit Muskat und Zucker würzen und kurz in Öl anrösten. Petersilie fein hacken und zum Schluss unter das Gemüse mischen.

Energie	Fett	KH	BE	EW	EP	K	P
300 kcal	17 g	10 g	–	27 g	2,5 EP	730 mg	320 mg

PUTENBRUST MIT WEINTRAUBENSAUCE

Zutaten für 2 Portionen:

- 250 g Putenbrust
- Pfeffer (weiß)
- 2 EL Rapsöl
- 250 ml Trinkwasser
- 1 Zwiebel (frisch)
- einige Senfkörner
- 200 g Weintrauben
- 1 TL Weinessig
- 1 EL Zucker
- Petersilie
- evtl. Sahne (Schlagobers)

Zubereitung:

Backofen auf 220° C vorheizen. Das Fleisch in einer Kasserolle in Öl rundherum anbraten. Danach mit Wasser auffüllen, die Senfkörner sowie die geviertelte Zwiebel hinzugeben und im Backofen ca. 30 Min. braten. Im Anschluss die Putenbrust aus dem Bratensaft nehmen; Essig, Zucker und entkernte Weintraubenhälften dazugeben. Das Fleisch wieder einlegen und einige Minuten ziehen lassen.

Bei Bedarf kann etwas Sahne hinzugefügt werden.

Energie	Fett	KH	BE	EW	EP	K	P
370 kcal	14 g	28 g	2 BE	32 g	3 EP	660 mg	290 mg

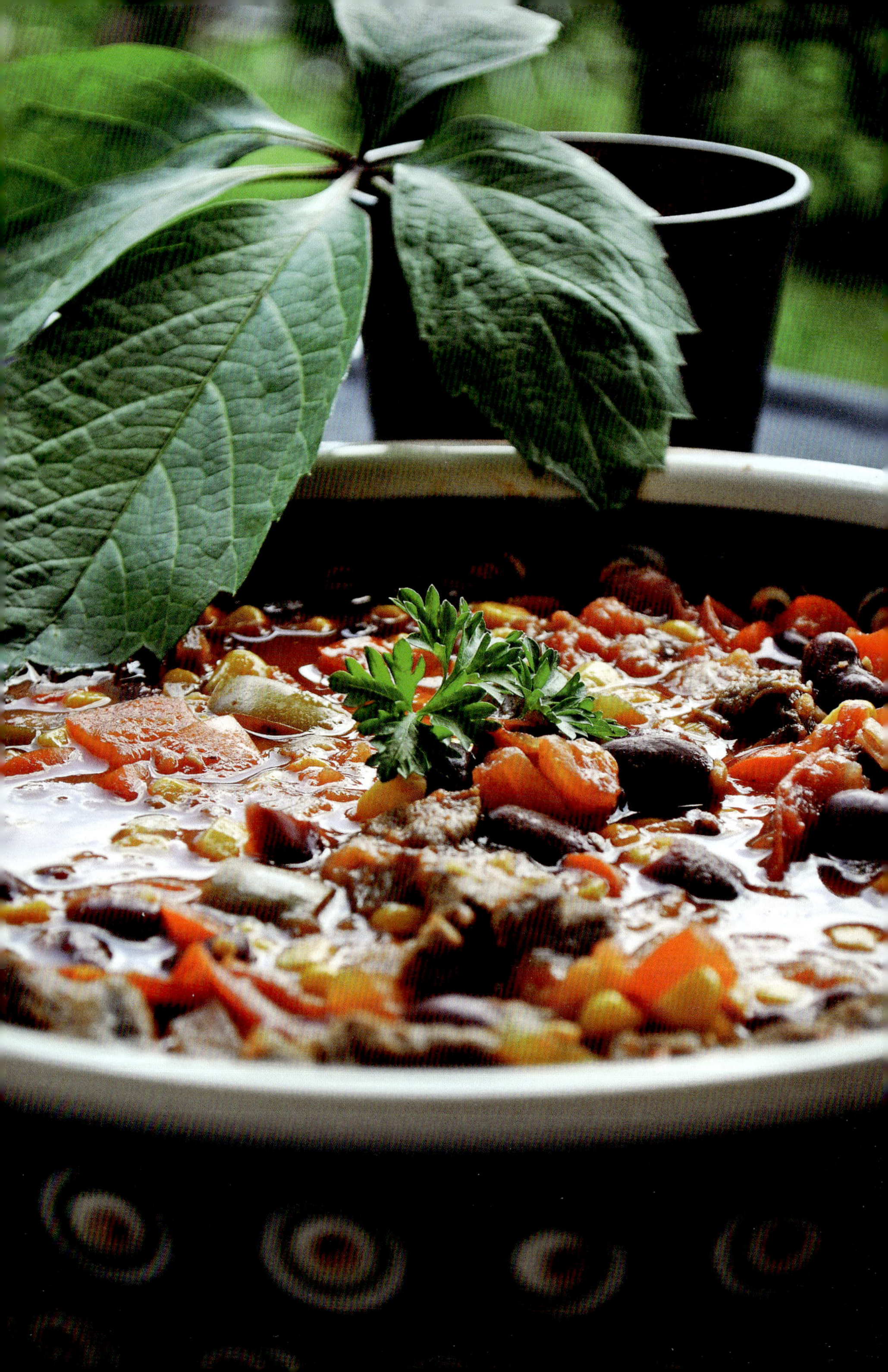

MEXIKANISCHES CHILI

Zutaten für 2 Portionen:

- 1 Zwiebel (frisch)
- 1 EL Rapsöl
- 100 g Rindfleisch
- 3 Tomaten
- 100 ml Trinkwasser
- 2 TL Tomatenmark
- 50 g Gemüsepaprika (grün)
- 50 g Gemüsepaprika (rot)
- 80 g Kidneybohnen (aus der Konserve, abgetropft)
- 120 g Zuckermais (aus der Konserve, abgetropft)
- Pfeffer (schwarz)
- Knoblauch (frisch)
- Chilipulver (Cayennepfeffer)

Zubereitung:

Zwiebel fein schneiden und in Öl anrösten. Fleisch in feine Streifen schneiden und mitrösten. Geschälte Tomaten und Tomatenmark dazugeben, mit Wasser auffüllen. Paprika, Bohnen und Mais hinzufügen. Mit Knoblauch, Salz, Pfeffer, Chilipulver und Knoblauch würzen. Alles zusammen weich dünsten.

Energie	Fett	KH	BE	EW	EP	K	P
240 kcal	11 g	18 g	1 BE	16 g	1 EP	800 mg	250 mg

TAFELSPITZ MIT SEMMELKREN

Zutaten für 2 Portionen:

- 250 g Kochfleisch vom Rind
- Pfefferkörner (grün)
- 40 g Karotten
- 20 g Knollensellerie
- 20 g Zwiebeln
- 20 g Wurzelpetersilie
- 4 Scheiben Weißbrot/ Toastbrot
- 30 g Sahne (Schlagobers)
- Meerrettich (Kren) nach Geschmack
- 100 ml Trinkwasser

Zubereitung:

In einem Topf Wasser zum Kochen bringen und das Fleisch einlegen, schwach wallend kochen lassen, Pfefferkörner und Zwiebeln dazugeben. Etwa 20 Min. vor dem Garende das Wurzelwerk hinzufügen. Wasser aufkochen und in Würfel geschnittenes Brot dazugeben, kurz durchkochen und mit einem Schneebesen zu einer dickeren Sauce rühren. Den frischen Meerrettich reiben und hinzufügen, anschließend die Sahne untermengen und alles kurz aufkochen. Das Fleisch (ohne „Suppe“) mit dem Wurzelwerk und der Sauce servieren.

Energie	Fett	KH	BE	EW	EP	K	P
450 kcal	23 g	28 g	2 BE	28 g	2,5 EP	500 mg	280 mg

PARISER SCHNITZEL

Zutaten für 2 Portionen:

- 250 g Schweineschnitzel
- Pfeffer
- 2 EL Weizenmehl
- 1 Hühnerei
- Sonnenblumenöl

Zubereitung:

Das Fleisch plattieren, pfeffern, beidseitig in Mehl wenden, danach beidseitig in das versprudelte Ei tauchen und in Öl goldgelb backen.

Energie	Fett	KH	BE	EW	EP	K	P
340 kcal	20 g	8 g	0,5 BE	32 g	3 EP	440 mg	290 mg

RINDERFILETSPITZEN

Zutaten für 2 Portionen:

- 240 g Rindfleisch
- 2 EL Sonnenblumenöl
- 1 Zwiebel
- 200 ml Trinkwasser
- 100 g Sahne (Schlagobers)
- Kerbel
- Petersilie
- 1 EL Weizenmehl

Zubereitung:

Das Fleisch in Streifen schneiden und in einer Pfanne in Öl scharf anbraten, danach herausnehmen.

In der noch heißen Pfanne die feinwürfelig geschnittene Zwiebel hell anbraten. Mit Wasser und Schlagsahne ablöschen. Kerbel, Petersilie und das Fleisch dazugeben und aufkochen, bis das Fleisch gar ist. Das Mehl mit einem Sieb einstreuen und noch ca. 1 Min. köcheln lassen. Zum Servieren mit etwas frischem Kerbel bestreuen.

Energie	Fett	KH	BE	EW	EP	K	P
520 kcal	40 g	7 g	0,5 BE	35 g	3 EP	340 mg	290 mg

HÜHNCHENBRUST IN SENFSAUCE

Zutaten für 2 Portionen:

- 240 g Hähnchenbrustfilet
- Pfeffer (schwarz)
- 1 EL Rapsöl
- 50 ml Trinkwasser
- 50 g Sahne (Schlagobers)
- 2 TL Senf
- Estragon (frisch)
- Zucker

Zubereitung:

Hühnerbrust in heißem Öl beidseitig scharf anbraten, danach bei mittlerer Hitze fertig braten, mit Pfeffer würzen und aus der Pfanne nehmen. Den Bratenfond in der Pfanne mit Wasser ablöschen und einköcheln lassen. Sahne und Senf einrühren, mit frischem Estragon würzen und bei Bedarf etwas Zucker unterrühren.

Energie	Fett	KH	BE	EW	EP	K	P
270 kcal	16 g	3 g	–	30 g	2,5 EP	450 mg	280 mg

PUTENGESCHNETZELTES

Zutaten für 2 Portionen:

- 250 g Putenfleisch
- 1 Zwiebel
- 1 EL Rapsöl
- 100 g saure Sahne (Sauerrahm)
- 2 EL Weizenmehl
- 1 TL Tomatenmark
- 50 g Karotten (kaZ)
- 50 g Gelbe Rüben (kaZ)
- 200 ml Trinkwasser
- Knoblauch (frisch)
- Pfeffer (schwarz)
- Majoran

Zubereitung:

Putenfleisch in dünne Scheiben schneiden, mit Pfeffer würzen und in Rapsöl anrösten. Die fein geschnittene Zwiebel kurz mitrösten. Tomatenmark hinzugeben und kurz durchrösten. Mit Wasser auffüllen, Gewürze beigeben und weich dünsten. Karotten und Gelbe Rüben in grobe Stifte schneiden, in Wasser kochen und anschließend zum Geschnetzelten geben. Mehl in saure Sahne einrühren, dem Geschnetzelten hinzufügen und einige Minuten ohne erneutes Aufkochen ziehen lassen.

Energie	Fett	KH	BE	EW	EP	K	P
320 kcal	14 g	14 g	1 BE	34 g	3 EP	660 mg	340 mg

WEISSKOHLSTRUDEL MIT SPECK

Zutaten für 2 Portionen:

- 500 g Weizenmehl
- 60 g Sonnenblumenöl
- 2 Hühnereier (frisch)
- 250 ml Trinkwasser

Zutaten für die Füllung:

- 2 kg Weißkohl (Weißkraut) (frisch)
- 300 g Zwiebeln (frisch)
- Pfeffer (weiß)
- Muskatnuss
- Kümmel
- 500 g Bauchspeck vom Schwein
- 50 g Rapsöl

Zubereitung:

Mehl, Öl, Ei und Wasser in einer Schüssel zu einem glatten Teig rühren. Eine Kugel formen, mit etwas Öl bestreichen und ca. 30 Min. in der Schüssel rasten lassen.

Für die Fülle den Weißkohl säubern und in feine Streifen schneiden. Zwiebeln in kleine Würfel schneiden. Beides in einem großen Topf mit Öl bei kleiner Hitze glasig andünsten, danach mit Wasser auffüllen. Gewürze hinzugeben und ca. 20 Min. dünsten. Im Anschluss abseihen und abkühlen lassen. Den Speck in kleine Würfel schneiden und in Öl anrösten.

Zur Fertigstellung des Krautstrudels den Teig auf einem Tuch ausrollen und zu einem Rechteck ziehen. Drei Viertel des Teiges mit Kraut und Speck belegen, das letzte Viertel mit Öl bestreichen, dann zu einem Strudel rollen. Mithilfe des Tuchs auf ein befettetes Backblech legen und den Strudel leicht mit Öl bestreichen. Bei 200° C ca. 20 Min. backen.

Energie	Fett	KH	BE	EW	EP	K	P
750 kcal	58 g	46 g	3 BE	11 g	1 EP	540 mg	140 mg

SCHWEINEMEDAILLONS

Zutaten für 2 Portionen:

- 250 g Schweinefilet (2 Stück)
- 2 EL Rapsöl
- Pfeffer
- 200 ml Trinkwasser
- 1 Zwiebel
- 1 EL Weizenmehl
- Basilikum
- Koriandergewürz
- 50 g saure Sahne (Sauerrahm)

Zubereitung:

Fleisch mit Pfeffer bestreuen und in heißem Öl beidseitig scharf anbraten, danach aus der Pfanne heben. Zwiebel fein schneiden und anrösten, anschließend mit Wasser auffüllen, die gehackten Kräuter dazugeben, das Fleisch wieder einlegen und bei kleiner Flamme weich dünsten. Danach das Fleisch aus der Pfanne nehmen. Die Sauce mit Mehl binden, zum Schluss die saure Sahne hinzufügen.

Energie	Fett	KH	BE	EW	EP	K	P
310 kcal	19 g	7 g	0,5 BE	30 g	3 EP	540 mg	250 mg

WILDSCHWEINBRATEN IN BURGUNDERSAUCE

Zutaten für 2 Portionen:

- 200 g (1 Stück) Fleisch vom Wildschwein (tiefgefroren)
- 40 g Karotten
- 1 Zwiebel
- Thymian (frisch)
- ⅛ l Burgunderwein
- 1 TL Weinessig
- Pfefferkörner (grün)
- Lorbeerblatt
- 1 Tomate
- 1 Lauchzwiebel
- Knoblauch
- Rosmarin
- 2 EL Rapsöl
- Petersilie
- Pfeffer (weiß)
- 50 g Sahne (Schlagobers)

Zubereitung:

Zwiebel hacken, Thymian grob zerkleinern und zusammen mit Pfefferkörnern, Essig, Wein und Lorbeerblättern in ein Gefäß geben; das Fleisch (im Ganzen) darin einlegen und zugedeckt 24 Std. im Kühlschrank marinieren. Danach das Fleisch aus der Marinade nehmen, trockentupfen und mit Pfeffer einreiben. Die Marinade durch ein Sieb gießen und auffangen.

Öl erhitzen und das Fleisch bei starker Hitze scharf anbraten. Gehackte Lauchzwiebel, gewürfelte Karotten, gehackten Knoblauch, zerkleinerten Rosmarin, entkernte und gewürfelte Tomaten hinzugeben und anrösten, mit der Marinade aufgießen, aufkochen und bei schwacher Hitze ca. 2 Std. garen. Im Anschluss das Fleisch herausnehmen und den Bratensaft zu einer Sauce eindicken lassen.

Energie	Fett	KH	BE	EW	EP	K	P
360 kcal	23 g	8 g	–	22 g	2 EP	700 mg	240 mg

BROKKOLI-SCHINKEN-SPÄTZLE

Zutaten für 2 Portionen:

- 2 Portionen Spätzle (Rezept S. 74)
- 200 g Brokkoli
- 100 g Schinken, gekocht
- 125 saure Sahne (Sauerrahm)
- Salz, Pfeffer
- Etwas Rapsöl

Zubereitung:

Für die Brokkoli-Schinken-Spätzle zuerst die Spätzle wie auf Seite 74 beschrieben zubereiten. Brokkoli bissfest garen und abseihen. Die großen Stücke etwas zerkleinern.

Schinken in Streifen schneiden und in etwas Öl kurz anbraten. Mit den Brokkoliröschen mischen und mit Sauerrahm vermengen. Das Ganze mit den Spätzle verrühren, würzen und anrichten.

Energie	Fett	KH	BE	EW	EP	K	P
530 kcal	25 g	50 g	3,5 BE	25 g	1,5 EP	627 mg	365 mg

HUHN AUF AFRIKANISCHE ART

Zutaten für 2 Portionen:

- 300 g Hähnchenbrustfilet
- 1 Zwiebel
- Knoblauch (frisch)
- Gewürznelken
- Ingwerknolle
- 2 TL Paprikapulver (edelsüß)
- Pfeffer
- Lorbeerblatt
- 2 EL Rapsöl

Zubereitung:

Zwiebel, Knoblauch und Gewürze fein hacken und danach zu einer Paste zerreiben. Das Fleisch mit der Gewürzpaste bestreichen und in Öl beidseitig anbraten. Dann Pfanne mit Wasser auffüllen, bis das Fleisch bedeckt ist, und kochen, bis das Huhn gar und die Sauce eingekocht ist.

Energie	Fett	KH	BE	EW	EP	K	P
280 kcal	14 g	4 g	–	36 g	3 EP	600 mg	340 mg

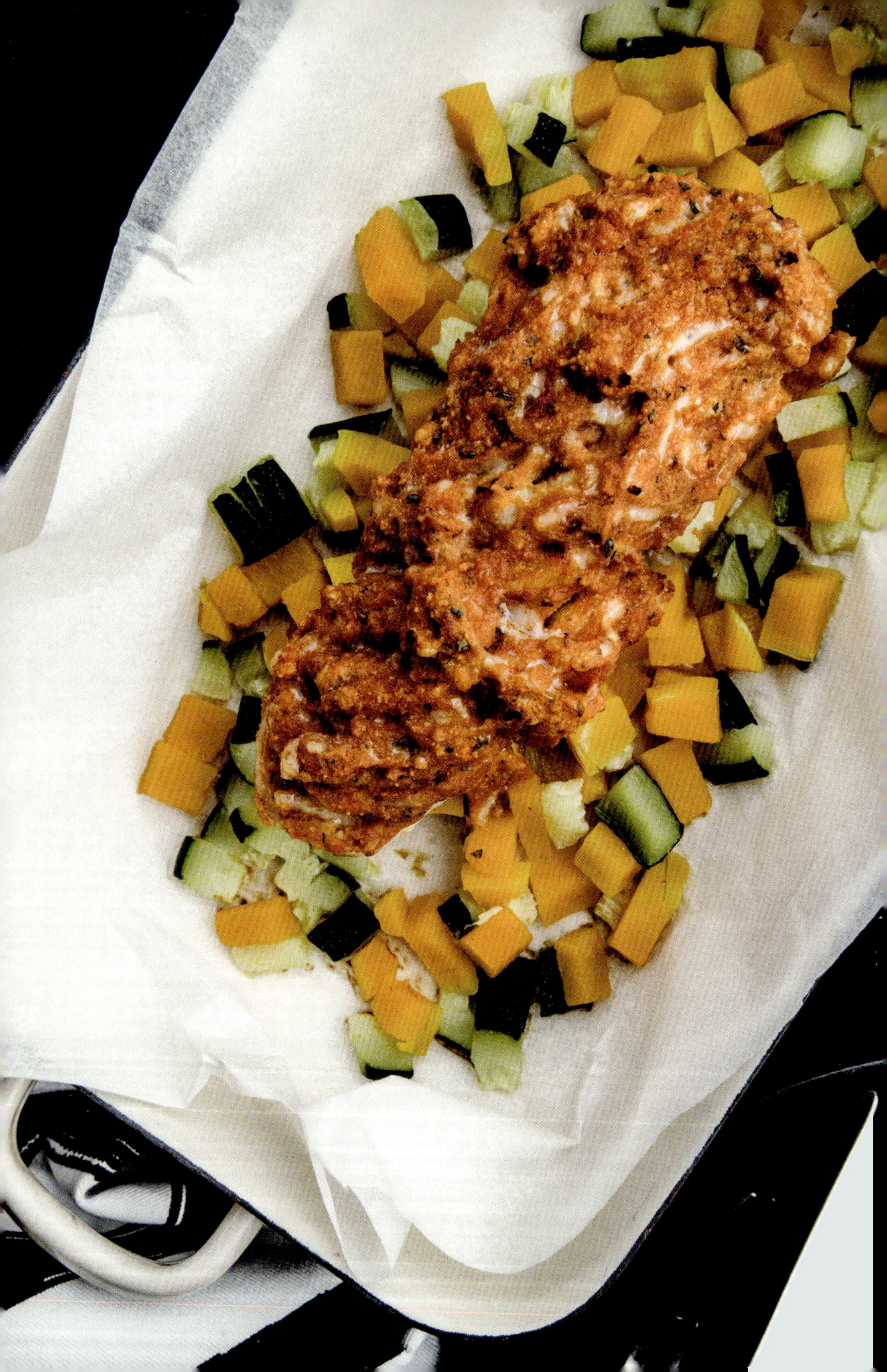

HAUPTSPEISEN MIT FISCH

GRATINIERTER SEELACHS MIT KÜRBIS UND ZUCCHINI

Zutaten für 2 Portionen:

- 100 g Zucchini
- 100 g Kürbisfleisch
- 1 EL Rapsöl
- 300 g Seelachs
- Zitronensaft
- 2 TL Senf
- 3 EL Paniermehl (Semmelbrösel)
- Knoblauch
- 1 Tomate
- 1 TL Tomatenmark
- 100 ml Trinkwasser
- 1 EL Olivenöl
- 20 g Gouda
- Kräuter

Zubereitung:

Zucchini und Kürbis in kleine Würfel schneiden, in viel Wasser kochen und danach in einer mit Rapsöl befetteten Form verteilen. Den Fisch mit Zitronensaft säuern, danach mit Senf bestreichen. Paniermehl, Knoblauch, Tomatenmark, geschälte und entkernte Tomaten, Gemüsefond, Olivenöl, geriebenen Käse und Kräuter miteinander vermengen und die Mischung auf dem Fisch verteilen. Den Fisch auf den Kürbis- und Zucchiniwürfeln platzieren und im Backofen bei 200°C überbacken, bis der Fisch gar und der Käse geschmolzen ist.

Energie	Fett	KH	BE	EW	EP	K	P
350 kcal	15 g	16 g	1 BE	40 g	3 EP	790 mg	390 mg

GEGRILLTER FISCH

Zutaten für 2 Portionen:

- 300 g Rotbarsch (tiefgefroren)
- 1 EL Sonnenblumenöl
- Salz
- Pfeffer (schwarz)
- Zitronensaft
- Knoblauch (frisch)

Zubereitung:

Fischfilet leicht salzen, säuern und pfeffern, mit Knoblauch bestreichen; danach grillen oder in Öl in der Pfanne braten.

Tipp: Als Beilage eignet sich Butterreis (S. 74) oder Polentaschnitten (S. 73), dazu Kerbeldip (S. 78).

Energie	Fett	KH	BE	EW	EP	K	P
210 kcal	10 g	1 g	–	28 g	3 EP	480 mg	300 mg

FISCHFILET MIT KRÄUTERKRUSTE

Zutaten für 2 Portionen:

- 300 g Rotbarsch (tiefgefroren)
- frischer Dill
- Zitronensaft
- 2 Eiweiß
- 3 EL Parmesan
- 1 EL Paniermehl (Semmelbrösel)
- Kräutermischung
- 2 EL Trinkwasser

Zubereitung:

Fischfilets mit Dill und Zitronensaft einreiben und anschließend scharf anbraten. Für die Kruste Eiweiß schaumig schlagen, Parmesan reiben und zusammen mit Kräutern und Paniermehl unterheben, bei Bedarf Wasser hinzufügen. Fisch mit der Masse bestreichen und im Backofen bei 200° C braten.

Energie	Fett	KH	BE	EW	EP	K	P
270 kcal	10 g	4 g	–	37 g	3,5 EP	550 mg	430 mg

FISCHLAIBCHEN

Zutaten für 2 Portionen:

- 240 g Dorsch
- 1 Brötchen (Semmel)
- 1 Hühnerei
- 2 EL Paniermehl (Semmelbrösel)
- Zitronensaft
- Muskatnuss
- Dill
- Petersilie
- Pfeffer (schwarz)
- Salz

Zubereitung:

Brötchen in Wasser einweichen, ausdrücken und zusammen mit dem Fisch durch den Fleischwolf drehen oder sehr fein hacken. Eier und Gewürze hinzufügen, dann das Paniermehl; alles gut vermischen. Laibchen formen und bei 180° C im Backofen ca. 30 Min. backen.

Energie	Fett	KH	BE	EW	EP	K	P
240 kcal	5 g	20 g	1,5 BE	30 g	2,5 EP	500 mg	300 mg

FISCHGULASCH

Zutaten für 2 Portionen:

- 250 g Rotbarsch (tiefgefroren)
- Zitronensaft
- Pfeffer
- Paprikapulver (edelsüß)
- 1 Zwiebel
- Knoblauch (frisch)
- abgeriebene Schale von 1 unbehandelten Zitrone
- Petersilie
- Estragon
- Dill
- Kerbel
- 2 EL Olivenöl
- 2 TL Tomatenmark

Zubereitung:

Den Fisch in mundgerechte Würfel schneiden, mit Zitronensaft beträufeln und mit Paprikapulver bestreuen. Zwiebel, Knoblauch und Kräuter fein hacken und mit der geriebenen Zitronenschale in Öl anrösten. Das Tomatenmark dazugeben, dann die Fischstücke; mit Wasser auffüllen, mit etwas Pfeffer abschmecken und zugedeckt dünsten, bis der Fisch weich ist.

Energie	Fett	KH	BE	EW	EP	K	P
260 kcal	17 g	4 g	–	24 g	2,5 EP	520 mg	270 mg

LACHSSTREIFEN IN RAHMSAUCE AUF TAGLIATELLE

Zutaten für 2 Portionen:

- 200 g Tagliatelle
- 1 Zwiebel
- 1 EL Sonnenblumenöl
- 160 g Lachs (geräuchert)
- 100 ml Milch
- 100 ml Trinkwasser
- 100 g saure Sahne (Sauerrahm)
- Dill (frisch)
- Pfeffer (schwarz)

Zubereitung:

Zwiebel fein schneiden und in Öl andünsten, mit Wasser und Milch ablöschen. Gewürze und den in feine Streifen geschnittenen Lachs dazugeben, die saure Sahne einrühren und alles ohne Aufkochen mehrere Minuten ziehen lassen. Inzwischen die Nudeln entsprechend der Packungsanleitung garen. Die Lachssauce über die Nudeln gießen und servieren.

Energie	Fett	KH	BE	EW	EP	K	P
640 kcal	24 g	75 g	6 BE	32 g	2 EP	600 mg	500 mg

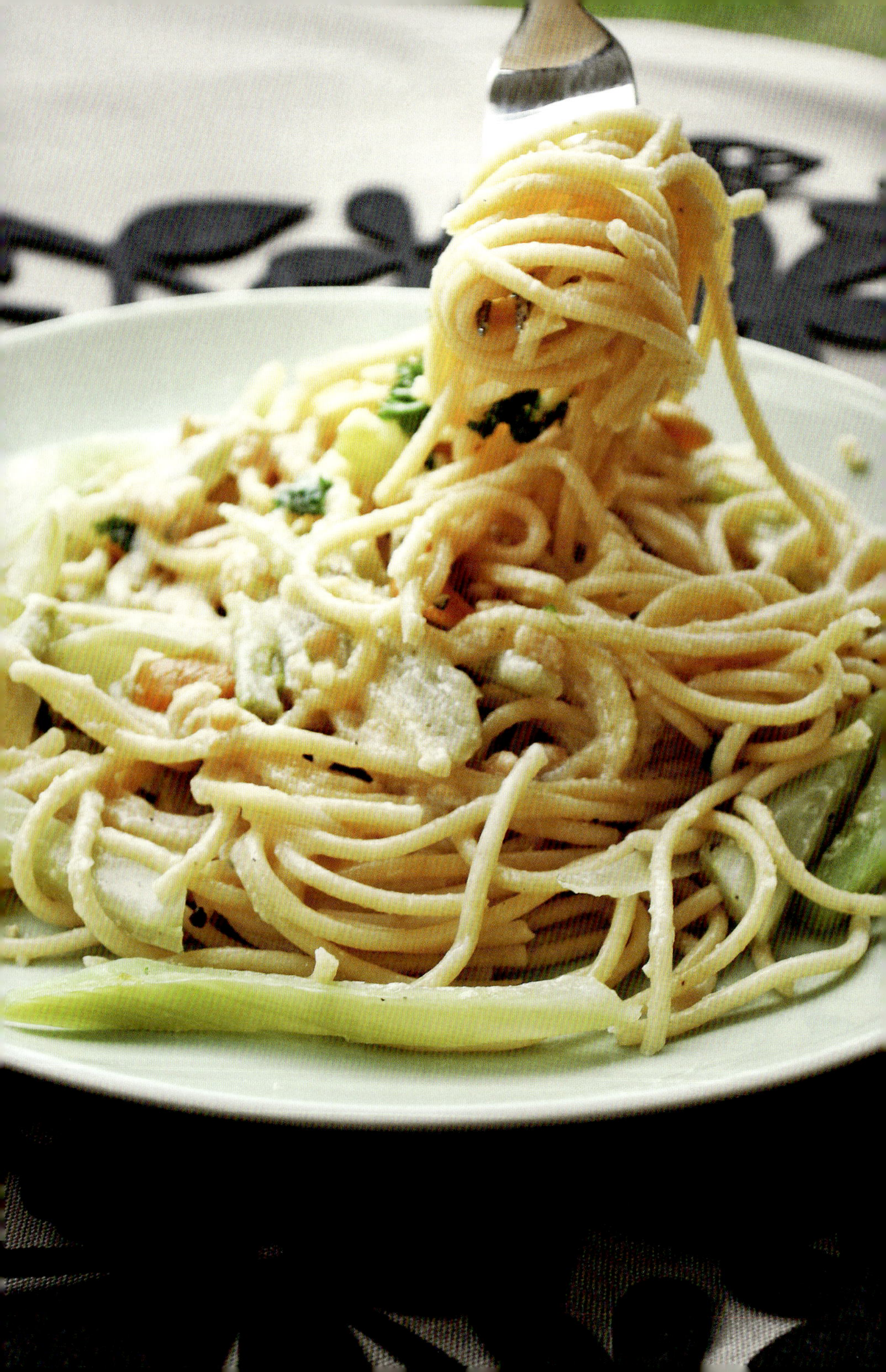

VEGETARISCHE HAUPTSPEISEN

FENCHEL MIT PARMESANCREME AUF NUDELNEST

Zutaten für 2 Portionen:

- 100 g Sahne (Schlagobers)
- 20 g Cashewnüsse
- 4 EL Trinkwasser
- 2 EL Parmesan
- Pfeffer (schwarz)
- Petersilie
- 300 g Fenchel (kaZ)
- 200 g Nudeln

Zubereitung:

Cashewnüsse, Sahne und Wasser im Mixer fein pürieren, den fein geriebenen Parmesan einrühren, mit Pfeffer abschmecken und erwärmen. Die Fenchelknolle in Streifen schneiden und mit viel Wasser kochen. Die Nudeln entsprechend der Packungsanleitung garen. Den Fenchel mit Petersilie und den gekochten Nudeln vermischen. Zum Servieren mit der Parmesancreme übergießen.

Energie	Fett	KH	BE	EW	EP	K	P
650 kcal	29 g	76 g	6 BE	22 g	1 EP	700 mg	410 mg

GEMÜSE-KÄSE-SCHNITZEL

Zutaten für 2 Portionen:

- 100 g Karotten (kaZ)
- 100 g Gelbe Rüben (frisch) (kaZ)
- 90 g Zucchini (kaZ)
- 50 g Knollensellerie (kaZ)
- 2 EL Quark (Topfen)
- 1 Hühnerei
- 40 g Gouda
- 1 EL Haferflocken
- 4 EL Paniermehl (Semmelbrösel)
- 1 EL Sonnenblumenöl
- Knoblauch (frisch)
- Kümmel
- Majoran
- Petersilie

Zubereitung:

Karotten, Gelbe Rüben, Sellerie und Zucchini fein raspeln und in viel Wasser weich dünsten. Anschließend das Wasser abgießen und das Gemüse mit Quark, Ei, Haferflocken, Paniermehl und geriebenem Käse vermengen. Mit den Gewürzen abschmecken und 10 Min. rasten lassen. Danach aus der Masse Schnitzel formen und mit dem Öl in der Pfanne oder im Backofen braten.

Energie	Fett	KH	BE	EW	EP	K	P
310 kcal	17 g	25 g	2 BE	15 g	1 EP	500 mg	300 mg

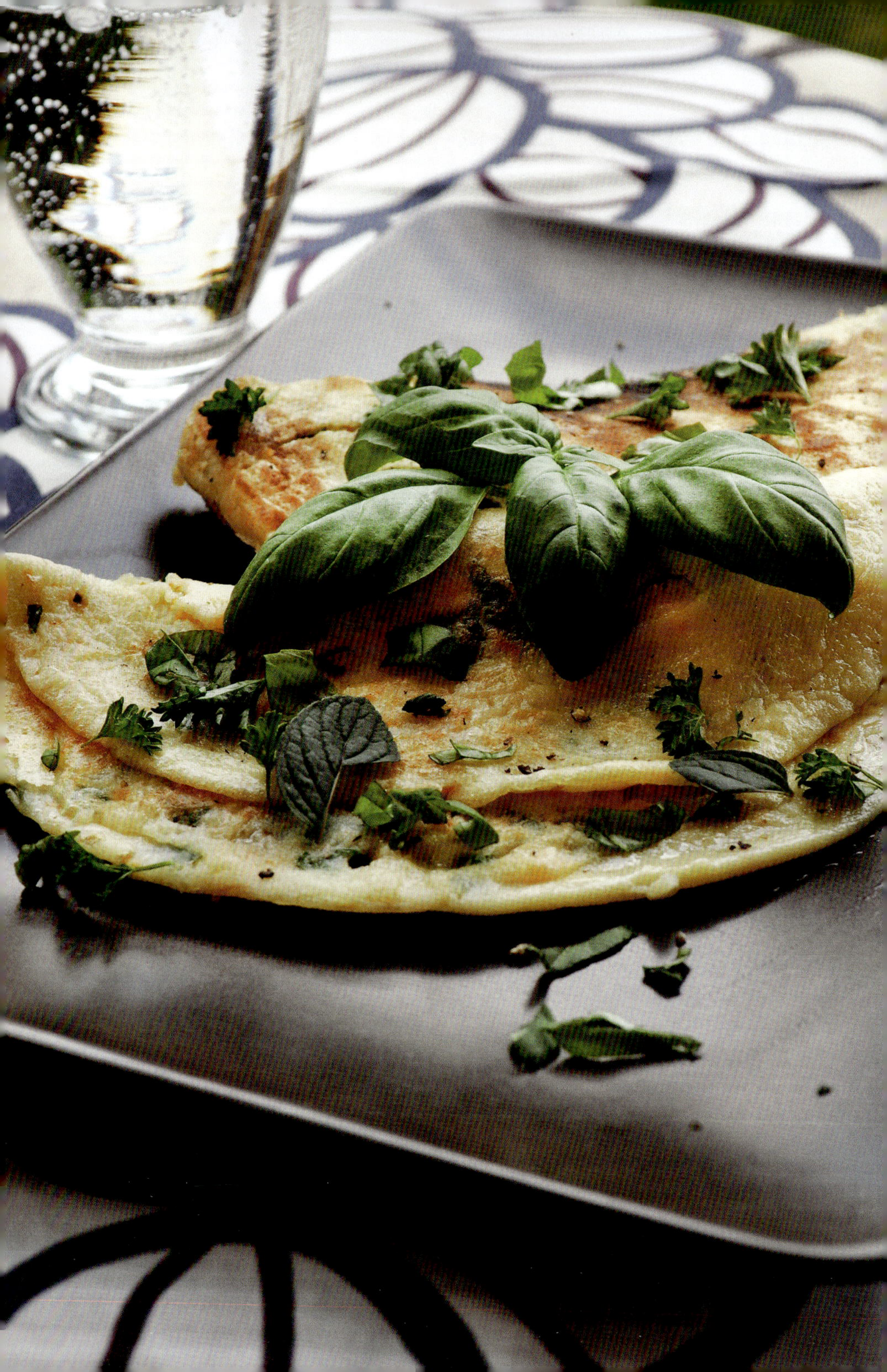

KRÄUTERPFANNKUCHEN

Zutaten für 2 Portionen:

- 100 ml Milch
- 100 ml Trinkwasser
- 100 g Weizenmehl
- 1 Hühnerei
- 10 g Karotten (kaZ)
- Basilikum
- Knoblauch (frisch)
- Sonnenblumenöl

Zubereitung:

Karotten fein raffeln, in viel Wasser kochen, danach abseihen. Basilikum und Knoblauch sehr fein schneiden. Danach Karotten, Basilikum und Knoblauch mit allen Zutaten zu einem Teig vermengen und in Öl ausbacken.

Energie	Fett	KH	BE	EW	EP	K	P
260 kcal	8 g	39 g	3 BE	10 g	0,5 EP	190 mg	150 mg

GEMÜSE-MAIS-BURGER

Zutaten für 2 Portionen:

- 60 g Karotten (kaZ)
- 50 g Kohlrabi (kaZ)
- 50 g Knollensellerie (kaZ)
- 50 g Brokkoli (kaZ)
- 50 g Fenchel (kaZ)
- 20 g Zuckermais (aus der Konserve, abgetropft)
- 20 g Lauch
- 1 Zwiebel (frisch)
- 4 Scheiben Weißbrot/Toastbrot
- 2 EL Rapsöl
- 4 EL Maisgrieß
- 1 Hühnerei
- 50 g Gouda
- Pfeffer (schwarz)
- Kerbel
- Schnittlauch
- Petersilie

Zubereitung:

Das Gemüse grob raffeln, in viel Wasser weich dünsten, anschließend das Wasser abgießen. Zwiebel und Lauch fein schneiden und im Rapsöl kurz dünsten. Gemüse hinzugeben, mit frischem Wasser auffüllen, Gewürze beifügen und ca. 5 Min. kochen. Maisgrieß und gewürfeltes Toastbrot unter das kochende Gemüse rühren und auskühlen lassen. Nach dem Abkühlen Kräuter, geriebenen Käse und Eier in die Masse einrühren. Anschließend Laibchen formen und im Backofen bei 180° C backen.

Energie	Fett	KH	BE	EW	EP	K	P
470 kcal	22 g	46 g	3 BE	20 g	0,5 EP	530 mg	380 mg

BUNTES LINSENGEMÜSE

Zutaten für 2 Portionen:

- 400 g Linsen (aus der Konserve, gegart, abgetropft) (kaZ)
- Senf
- Essig
- 1 Zwiebel (fein gehackt)
- 1 Karotte (kaZ)
- 1 Gelbe Rübe (kaZ)
- 40 g Knollensellerie (kaZ)
- 1 EL Weizenmehl
- etwas Sardellenpaste
- 2 Gewürzgurken (aus der Konserve)
- 1 EL Sonnenblumenöl
- Kapern
- Thymian
- Lorbeerblatt

Zubereitung:

Linsen mit gewürfeltem Gemüse in viel Wasser dünsten, danach abseihen; im Anschluss mit frischem Wasser auffüllen und erhitzen. Senf, Essig, Sardellenpaste und Zwiebel in Öl anschwitzen, Mehl unterrühren, würzen und unter die Linsen mischen.

Energie	Fett	KH	BE	EW	EP	K	P
160 kcal	6 g	20 g	1 BE	8 g	1 EP	420 mg	150 mg

TAGLIATELLE MIT ZUCCHINISAUCE

Zutaten für 2 Portionen:

- 200 g Zucchini
- 100 g Sahne
- 12 g Olivenöl
- Salz, Pfeffer
- 200 g Tagliatelle oder andere Pasta nach Wahl

Zubereitung:

Für die Sauce Zucchini waschen und in dünne Streifen schneiden. Olivenöl erhitzen und die Zucchinistreifen hinzugeben. Mit Salz und Pfeffer würzen. Die Zucchini weich garen und dabei immer wieder wenden. Inzwischen Salzwasser zum Kochen bringen und die Tagliatelle nach Anleitung kochen.

Wenn die Zucchini weich sind, Sahne zugeben und ca. 5 Min. bei mittlerer Hitze fertig garen. Die fertigen Tagliatelle kurz in der Zucchinisauce schwenken und servieren.

Energie	Fett	KH	BE	EW	EP	K	P
600 kcal	27 g	74 g	6 BE	16,5 g	–	453 g	214 mg

KÜRBISKRAUTSTRUDEL

Zutaten für 4 Portionen:

Für den Teig:

- 200 g Mehl
- ⅛ l lauwarmes Trinkwasser
- ½ TL Salz
- 1 Ei

Für die Füllung:

- 400 g Kürbis nach Wahl
- 300 g Weißkohl (Weißkraut)
- 1–2 Zwiebeln
- 2 EL Butter
- 1 EL frische Petersilie, gehackt
- Salz, Kümmel
- Muskatnuss, gemahlen

Zubereitung:

Für den Strudel aus Mehl, Salz, lauwarmem Wasser und Ei einen glatten Teig kneten. Mit etwas Öl einstreichen und zugedeckt 20 Min. ziehen lassen. Den Kürbis grob reiben und salzen, vermengen und ca. 10 Min. ziehen lassen. Das Kraut in sehr feine Streifen schneiden. Ebenfalls salzen, gut vermischen und 10 Min. ziehen lassen. Danach beides gut ausdrücken und mit gehackter Zwiebel, Petersilie sowie den Gewürzen vermischen.

Backofen auf 180 °C vorheizen. Den Strudelteig auf einem bemehlten Tuch mit dem Teigroller zu einem Rechteck ausrollen. Den Teig mit flüssiger Butter bestreichen, die Füllung auf die untere Hälfte verteilen. Vom Rand ca. 3 cm freilassen. Mithilfe des Tuches einmal einschlagen, Enden einschlagen und zu einem Strudel rollen. Den Strudel auf ein Backblech setzen, mit der restlichen flüssigen Butter bestreichen und bei 180 °C ca. 25 Min. backen.

Energie	Fett	KH	BE	EW	EP	K	P
316 kcal	11 g	45 g	3,5 BE	10 g	0,25 EP	650 mg	145 mg

SPAGHETTI MIT KÜRBISCREME

Zutaten für 2 Portionen:

- 500 g Hokkaido-Kürbis
- 1 EL Olivenöl
- ⅛ l Weißwein
- ⅛ l Trinkwasser
- 2 Frühlingszwiebeln
- Salz, Pfeffer
- 200 g Spaghetti

Zubereitung:

Spaghetti nach Packungsanleitung kochen. Kürbis würfelig schneiden und in etwas Öl anrösten. Mit Weißwein und Wasser ablöschen. Auf schwacher Hitze etwa 10 Min. köcheln lassen und anschließend pürieren.

Die Kürbiscreme mit den Spaghetti vermengen, die Frühlingszwiebeln fein hacken und darüberstreuen.

Energie	Fett	KH	BE	EW	EP	K	P
532 kcal	9 g	85 g	6 BE	16 g	–	1 g	283 mg

ZUCCHINIBRATLINGE

Zutaten für 2 Portionen:

- 1 große Zucchini
- 1 EL Dill
- 1 Ei
- 3,5 g Trockenhefe
- 3 EL Milch
- 2 EL Semmelbrösel
- Salz, Pfeffer
- 1 EL Rapsöl

Zubereitung:

Zucchini grob raspeln, Dill fein hacken. Alle Zutaten verrühren und die Masse etwa 30 Min. ziehen lassen. Etwas Öl in einer Pfanne erhitzen, die Masse portionsweise (je ca. 1,5 EL) mit einem Löffel vorsichtig in die Pfanne setzen und von beiden Seiten knusprig braten.

Tipp: Die Bratlinge können mit einem Dip (z. B. Dillrahmsauce von Seite 78) serviert werden.
Es können auch andere Kräuter wie zum Beispiel Basilikum oder Oregano verwendet werden.

Energie	Fett	KH	BE	EW	EP	K	P
160 kcal	10 g	11 g	1 BE	7 g	0,5 EP	260 g	131 mg

BÄRLAUCHSPÄTZLE IN RAHMSAUCE

Zutaten für 2 Portionen:

- 10 g Bärlauch
- 200 g Weizenmehl
- 1 Hühnerei
- 3 EL Milch
- 3 EL Trinkwasser
- 1 TL Olivenöl
- Muskatnuss
- 1 Zwiebel
- 1 EL Rapsöl
- 1 EL Joghurt
- 3 EL saure Sahne (Sauerrahm)
- Pfeffer (weiß)
- Majoran

Zubereitung:

Bärlauch fein hacken und mit Mehl, Eiern, Milch, Wasser und Olivenöl zu einem glatten Teig rühren. Mit Muskat würzen, 5 Min. rasten lassen, danach mit einem Spätzlehobel ins Wasser gleiten lassen und kochen. Zwiebel fein schneiden und in Öl anrösten. Spätzle dazugeben und kurz durchschwenken. Mit saurer Sahne und Joghurt aufgießen, würzen und kurz aufkochen, bei Bedarf Wasser hinzufügen.

Energie	Fett	KH	BE	EW	EP	K	P
500 kcal	15 g	75 g	6 BE	15 g	1 EP	260 mg	180 mg

SÜSSE HAUPTSPEISEN

APFELKLÖSSE

Zutaten für 2 Portionen:

- 200 g Äpfel (frisch)
- 100 g Weißbrotwürfel (Semmelwürfel)
- 1 EL Butter
- 3 EL Trinkwasser
- 2 EL Vollmilch (Kuhmilch)
- 2 Hühnereier
- 2 EL Weizenmehl
- 2 EL Paniermehl (Semmelbrösel)
- 1 TL Vanillezucker
- Zimt

Zubereitung:

Äpfel schälen, entkernen und in kleine Würfel schneiden. Butter schmelzen und alle Zutaten miteinander vermengen, daraus Klöße formen und in kochendem Wasser 15 Min. ziehen lassen.

Energie	Fett	KH	BE	EW	EP	K	P
440 kcal	13 g	64 g	5 BE	17 g	1,5 EP	300 mg	200 mg

BIRNENAUFLAUF MIT WEISSBROT

Zutaten für 2 Portionen:

- 3 Brötchen (Semmeln)
- 3 EL Butter
- 2 Hühnereier
- 1 EL Zucker
- Salz
- 1 TL Vanillezucker
- Zitronenschale
- 150 g Birne (aus der Konserve, abgetropft)
- Weißbrotwürfel (Semmelwürfel)
- 20 g Pistazien (geröstet)
- Puderzucker

Zubereitung:

Den Großteil der Brötchen in Scheiben, den Rest in Würfel schneiden. Butter mit Vanillezucker, Salz, Zitronenschale und Eigelb schaumig schlagen. Eiweiß mit Zucker zu Schnee schlagen und vorsichtig unter die Buttermasse heben. Eine Auflaufform mit Butter ausstreichen, mit den Brötchenscheiben belegen und mit etwas Butterabtrieb bestreichen. Birnen schälen, entkernen und in Spalten schneiden. Birnenspalten auf die Brötchenscheiben legen und in dieser Art schichtweise die Form auffüllen. Die letzte Schicht mit Weißbrotwürfeln bestreuen und im Backofen bei ca. 180° C 25–30 Min. backen. Danach mit gehackten Pistazien bestreuen und leicht zuckern.

Energie	Fett	KH	BE	EW	EP	K	P
550 kcal	26 g	64 g	5 BE	16 g	1,5 EP	300 mg	250 mg

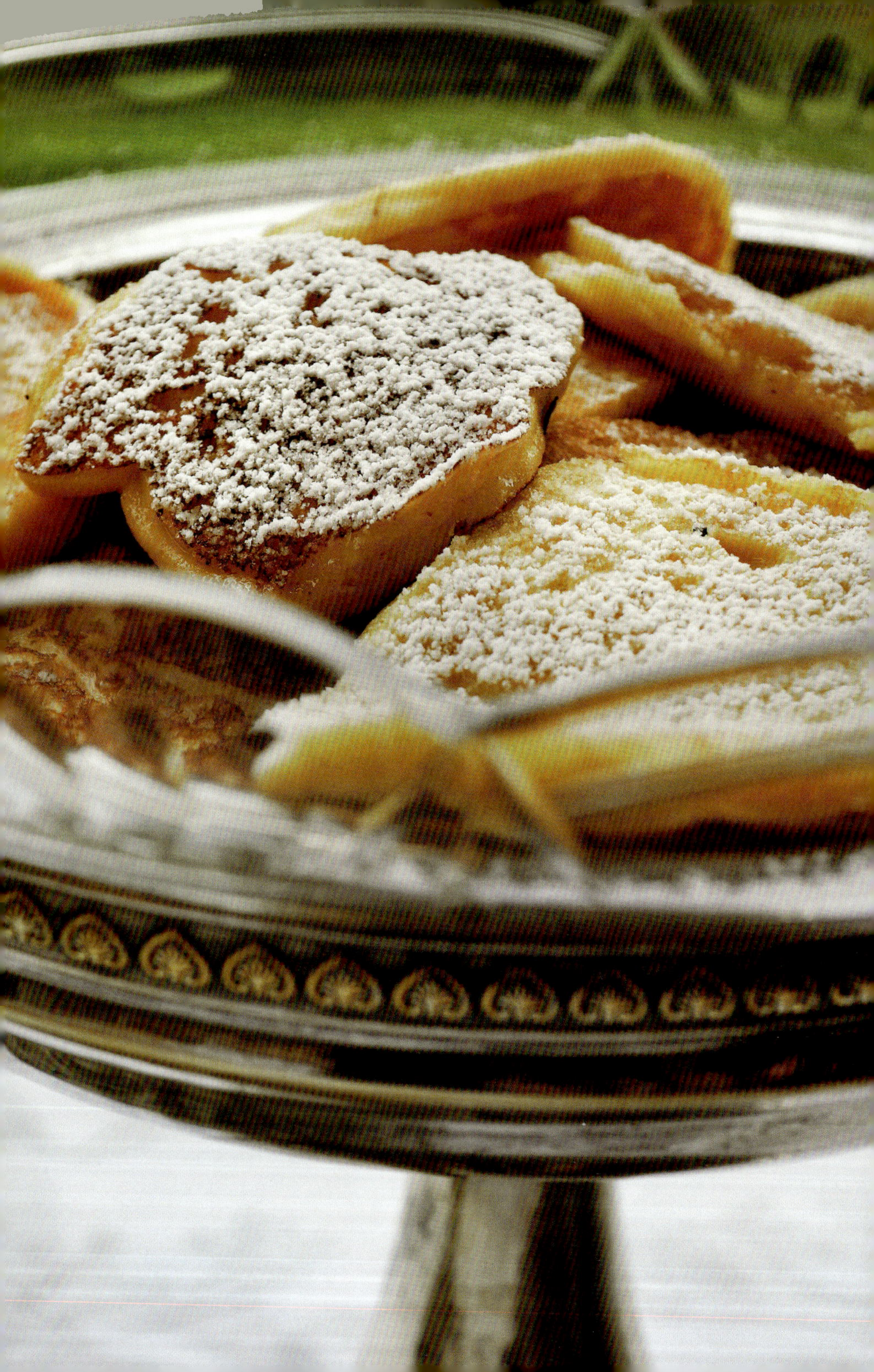

QUARKTALER

Zutaten für 2 Portionen:

- 250 g Quark (Topfen)
- 70 g Weizenmehl
- 2 Hühnereier
- 30 ml Milch
- 70 ml Trinkwasser
- 10 g Vanillezucker
- Zimt
- abgeriebene Schale von 1 unbehandelten Zitrone
- Salz
- Rapsöl

Zubereitung:

Quark, Mehl, Eier, Milch, Zimt, Zitronenschale und eine Prise Salz zu einer glatten Masse verrühren.

Mit einem Esslöffel aus der Masse Häufchen in eine mit wenig Öl erhitzte Pfanne setzen, zu Talern zerlaufen lassen und goldbraun backen.

Energie	Fett	KH	BE	EW	EP	K	P
460 kcal	25 g	36 g	3 BE	23 g	2 EP	320 mg	400 mg

KARAMELLAUFLAUF

Zutaten für 2 Portionen:

- 100 g Weizengrieß
- 50 ml Milch
- 100 ml Trinkwasser
- 2 TL Butter
- abgeriebene Schale von 1 unbehandelten Zitrone
- Salz
- 1 Hühnerei
- 3 EL Zucker

Zubereitung:

Milch, Wasser, Butter, Grieß, Salz und die geriebene Zitronenschale zu einem dicken Brei kochen und abkühlen lassen. Eigelb mit 1 EL Zucker schaumig rühren und untermengen. Das Eiweiß zu einem steifen Schnee schlagen und unterziehen. Den restlichen Zucker erhitzen, bis er bräunt, und eine feste Puddingform damit ausgießen. Die Grießmasse einfüllen und im Wasserbad im Backofen 45 Min. goldbraun backen.

Energie	Fett	KH	BE	EW	EP	K	P
320 kcal	9 g	51 g	4 BE	10 g	0,5 EP	140 mg	130 mg

QUARKSCHMARREN

Zutaten für 2 Portionen:

- 2 TL (10 g) Butter
- etwas Rum
- 2 EL Zucker
- 250 g Quark (Topfen)
- 100 g saure Sahne (Sauerrahm)
- 3 EL Weizengrieß
- 3 Hühnereier
- Zitronensaft
- 1 TL Vanillezucker
- 4 EL Weizenmehl
- 1 TL Kartoffelstärke
- Salz

Zubereitung:

Eigelb und Eiweiß trennen. Quark, Eigelb, saure Sahne, Salz, Stärke, Vanillezucker und Grieß vermischen. Eiweiß zu Schnee schlagen und unterheben. Erhitzte Butter auf einem Backblech verteilen, die Masse darübergießen und im Backofen bei 170° C 15 Min. backen. Wenden, mit Zucker bestreuen und 10 Min. fertig backen, danach in kleine Stücke teilen.

Energie	Fett	KH	BE	EW	EP	K	P
630 kcal	34 g	52 g	4 BE	27 g	2,5 EP	400 mg	490 mg

QUARKKLÖSSE

Zutaten für 2 Portionen:

- 50 g Butter
- 4 Hühnereier
- 200 g Quark (Topfen)
- 80 g Weizengrieß
- Salz
- 10 g Vanillezucker

Zubereitung:

Alle Zutaten miteinander vermengen, aus der Masse Klöße formen und in kochendem Wasser 15 Min. ziehen lassen.

Energie	Fett	KH	BE	EW	EP	K	P
660 kcal	45 g	37 g	3 BE	29 g	3 EP	360 mg	490 mg

BEILAGEN

GEMÜSE

Bei einer mäßig kalium- und phosphorarmen Ernährung dürfen täglich ca. 150 Gramm folgender Gemüsesorten gegessen werden:

Rohgemüse:

- Aubergine (Melanzani)
- Grüne Bohne
- Gurke
- Paprika
- Radieschen
- Rotkohl (Rot- oder Blaukraut)
- Spargel
- Tomate
- Zucchini

Kaliumarm zubereitet (kaZ):

- Blumenkohl (Karfiol)
- Brokkoli
- Fenchel
- Karotte
- Knollensellerie
- Kohlrabi
- Kürbis
- Mangold
- Rote Rübe

Nährwerte pro Portion:
Die folgenden Angaben beziehen sich auf eine Portion (150 g). Es handelt sich dabei um durchschnittliche Werte, die je nach Sorte variieren.

Energie	Fett	KH	BE	EW	EP	K	P
50 kcal	0,5 g	5–10 g	–	–	–	200–400 mg	50–100 mg

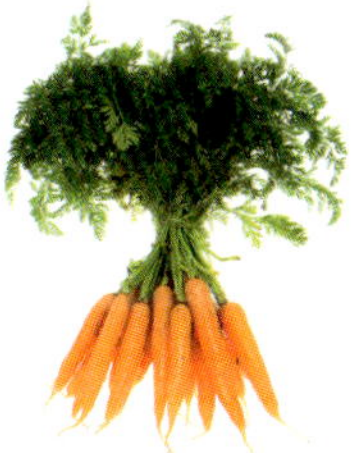
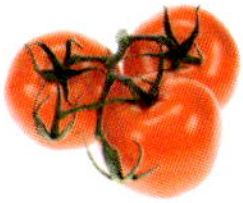
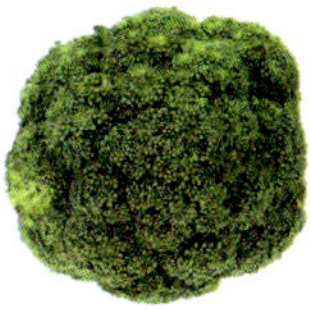
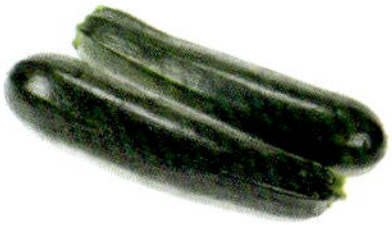
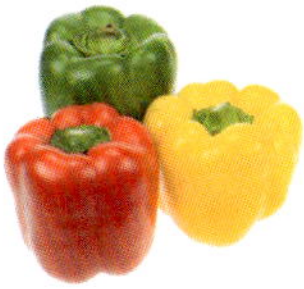
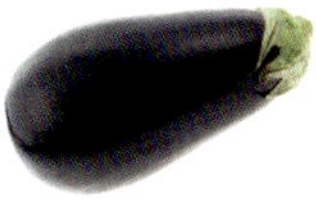
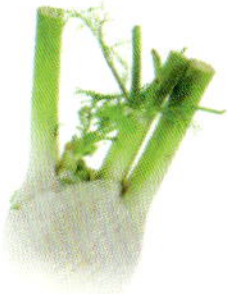
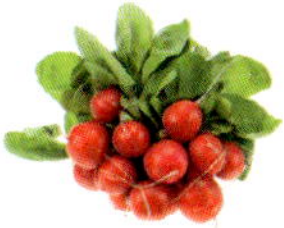
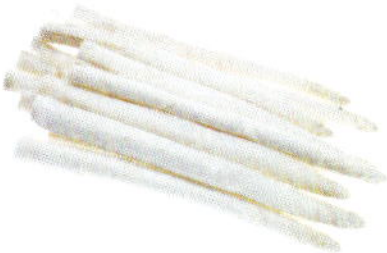
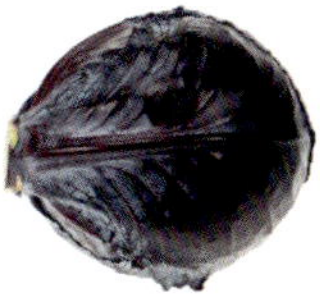

SEMMELKNÖDEL

Zutaten für 2 Portionen:

- 1 Hühnerei
- 4 EL Weizenmehl
- 1 Zwiebel
- 120 g Weißbrotwürfel (Semmelwürfel)
- 40 ml Trinkwasser
- 20 g Sahne (Schlagobers)
- 1 EL Rapsöl
- Petersilie
- Pfeffer (schwarz)
- Majoran
- Koriander
- Kümmel
- Knoblauch

Zubereitung:

Wasser, Sahne und Ei miteinander vermengen. Zwiebel fein hacken und in Öl rösten. Gewürze und gehackte Kräuter sowie die Zwiebel zur Eiermischung hinzufügen. Semmelwürfel dazugeben und ziehen lassen, danach das Mehl untermischen. Die Masse gut durchmengen, daraus Klöße formen und ca. 10 Min. in Wasser kochen.

Energie	Fett	KH	BE	EW	EP	K	P
450 kcal	15 g	63 g	5 BE	15 g	0,5 EP	260 mg	160 mg

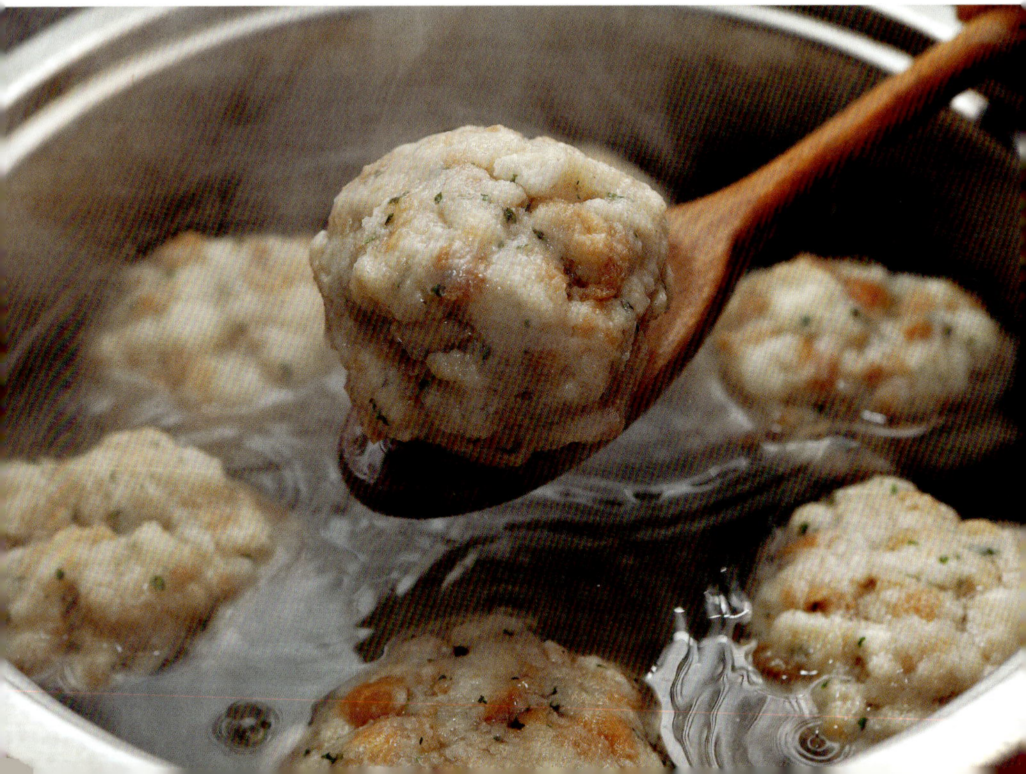

TEIGWAREN

Zutaten für 2 Portionen:

200 g Teigwaren

Zubereitung:
In viel Wasser kochen.

Hinweis: Hier soll auf den Unterschied von Kalium- und Phosphorgehalt bei Teigwaren (Nudeln, Spiralen, Hörnchen ...) mit und ohne Ei aufmerksam gemacht werden. In der täglichen Praxis ist es üblicherweise egal, welche Art von Teigwaren ausgewählt wird.

Eierteigwaren

Energie	Fett	KH	BE	EW	EP	K	P
352 kcal	2 g	68 g	5,5 BE	12,3 g	–	164 mg	191 mg

Teigwaren ohne Ei

Energie	Fett	KH	BE	EW	EP	K	P
348 kcal	1 g	71 g	5,9 BE	12,5 g	–	200 mg	165 mg

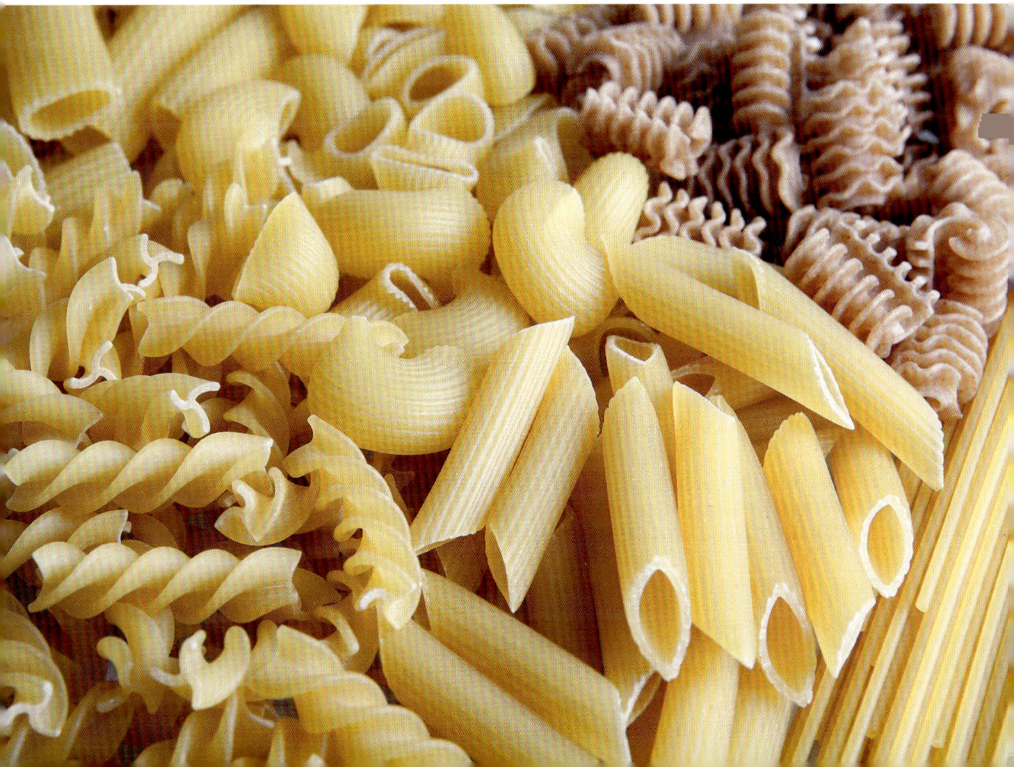

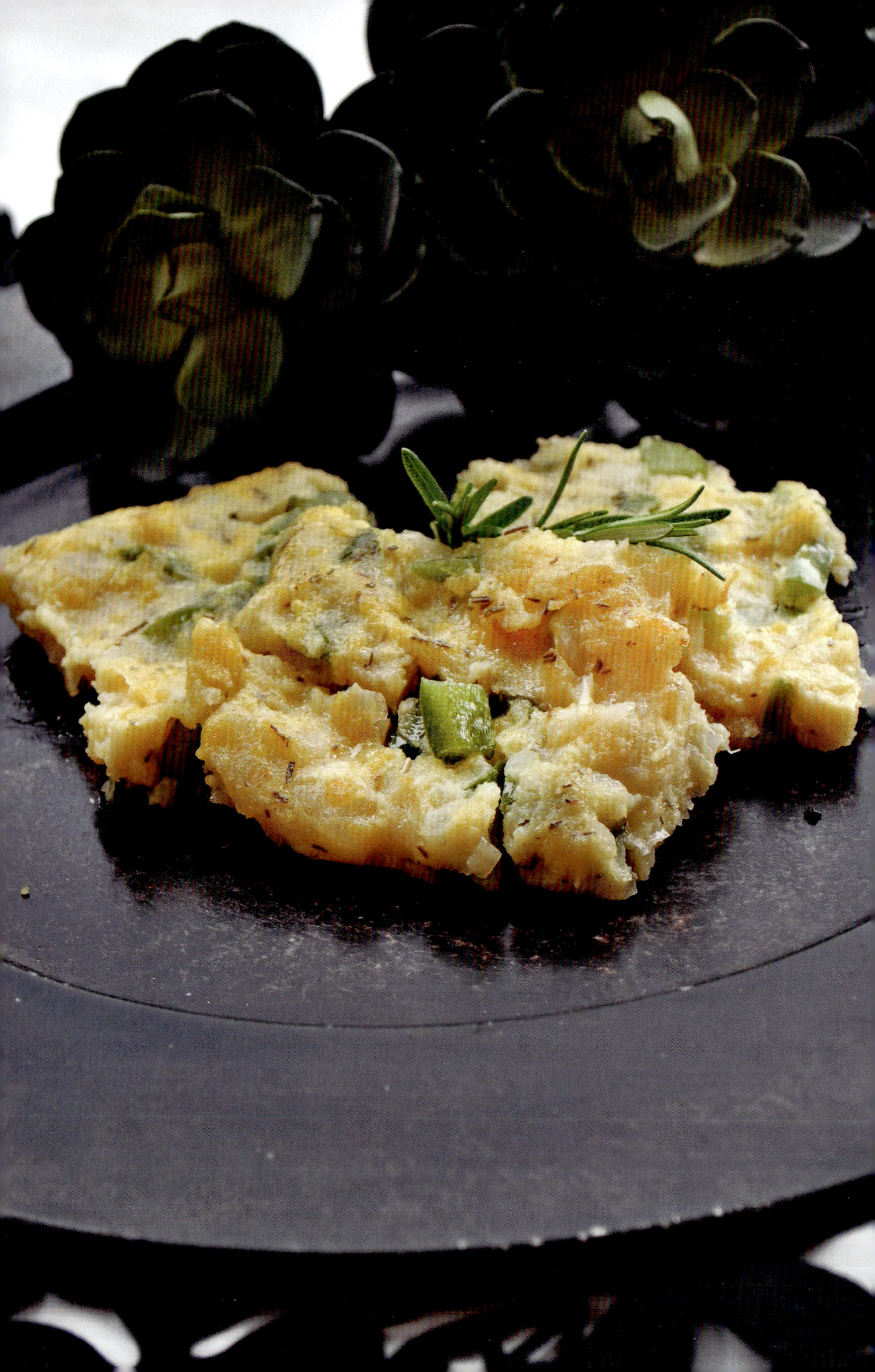

POLENTASCHNITTEN

Zutaten für 2 Portionen:

- 80 g Maisgrieß (Polenta)
- 300 ml Trinkwasser
- 1 EL Sonnenblumenöl
- 1 Zwiebel (frisch)
- Petersilie (frisch)
- Rosmarin
- 20 g Gemüsepaprika (grün, frisch)

Zubereitung:

Gemüsepaprika und Zwiebel in sehr kleine Würfel schneiden und in Sonnenblumenöl glasig anrösten, danach zusammen mit den Gewürzen und dem Maisgrieß in siedendem Wasser unter ständigem Rühren zu einem dicken Brei einkochen. Im Anschluss die Masse ca. 2 cm dick auf ein Blech streichen und erkalten lassen. Nach dem Auskühlen in Rechtecke schneiden und vor dem Anrichten in heißem Fett anbraten.

Energie	Fett	KH	BE	EW	EP	K	P
200 kcal	7 g	32 g	2,5 BE	4 g	–	90 mg	45 mg

ROSMARIN-POLENTA-PÜREE

Zutaten für 2 Portionen:

- 50 g Maisgrieß (Polenta)
- 300 ml Trinkwasser
- 20 g Karotten
- 20 g Gelbe Rüben
- 2 TL Butter
- Muskatnuss
- Rosmarin

Zubereitung:

Karotten und Gelbe Rüben raspeln, mit der Butter und den Gewürzen im Wasser aufkochen, Maisgrieß einrühren und aufquellen lassen.

Energie	Fett	KH	BE	EW	EP	K	P
130 kcal	5 g	20 g	1,5 BE	3 g	–	80 mg	25 mg

MEHLKLÖSSCHEN (NOCKERL)

Zutaten für 2 Portionen:

- 80 g Weizenmehl
- 1 EL Rapsöl
- 1 Hühnerei
- 60 g Sahne (Schlagobers)

Zubereitung:

Alle Zutaten kurz durchmischen. Den Teig mit einem kleinen Löffel zu Klößchen formen und in siedendem Wasser 5 Min. kochen.

Energie	Fett	KH	BE	EW	EP	K	P
340 kcal	20 g	30 g	2,5 BE	8,5 g	0,5 BE	120 mg	110 mg

BUTTERREIS

Zutaten für 2 Portionen:

- 100 g Reis
- 200 ml Trinkwasser
- 1 Zwiebel (frisch)
- 20 g Butter

Zubereitung:

Butter in einem Topf zerlassen und den Reis darin glasig dünsten. Wasser und die halbierte Zwiebel hinzufügen. Zugedeckt bei kleinster Flamme ca. 30 Min. dünsten. Nach Ende der Kochzeit die Zwiebel entfernen und den Reis servieren.

Variationen: Für einen **Kräuterreis** unter den fertigen Reis frische Kräuter wie Petersilie, Schnittlauch, Kerbel, Dill oder Zitronenmelisse geben. Getrocknete Kräuter wie Rosmarin, Oregano oder Thymian müssen dem Wasser hinzugefügt und mit dem Reis gedünstet werden.

Für einen **Gemüsereis** können dem fertigen Reis kleine Mengen an kaliumarm zubereitetem Wurzelgemüse hinzugefügt werden.

Energie	Fett	KH	BE	EW	EP	K	P
250 kcal	9 g	40 g	3 BE	4 g	–	90 mg	70 mg

SPÄTZLE

Zutaten für 2 Portionen:

- 125 g Weizenmehl
- 1 Hühnerei
- 1/16 l Trinkwasser
- 1 TL Olivenöl
- Muskatnuss

Zubereitung:

Mehl, Eier, Milch, Wasser und Olivenöl zu einem glatten Teig verrühren. Mit Muskat würzen, 5 Min. rasten lassen, danach mit einem Spätzlehobel ins Wasser gleiten lassen und kochen.

Energie	Fett	KH	BE	EW	EP	K	P
280 kcal	7 g	45 g	3,5 BE	10 g	0,5 EP	110 mg	110 mg

SPECKKLÖSSE (SPECKKNÖDEL)

Zutaten für 2 Portionen:

- 50 g Rückenspeck vom Schwein
- 60 g Weißbrotwürfel (Semmelwürfel)
- 4 EL Weizenmehl
- ½ Hühnerei
- 30 g Sahne (Schlagobers)
- 1 TL Rapsöl
- Petersilie
- Pfeffer (schwarz)

Zubereitung:

Den Speck würfelig schneiden und in Öl glasig braten. Semmelwürfel dazugeben und das Fett gut eindringen lassen, dann erkalten lassen. In einer Schüssel Mehl, Ei, Sahne und Gewürze gut verkneten, danach mit der Speckmasse gut durchmischen und 15 Min. durchziehen lassen. Daraus Klöße formen und ca. 15 Min. in schwach wallendem Wasser kochen.

Energie	Fett	KH	BE	EW	EP	K	P
430 kcal	30 g	30 g	2,5 BE	8 g	0,5 EP	120 mg	90 mg

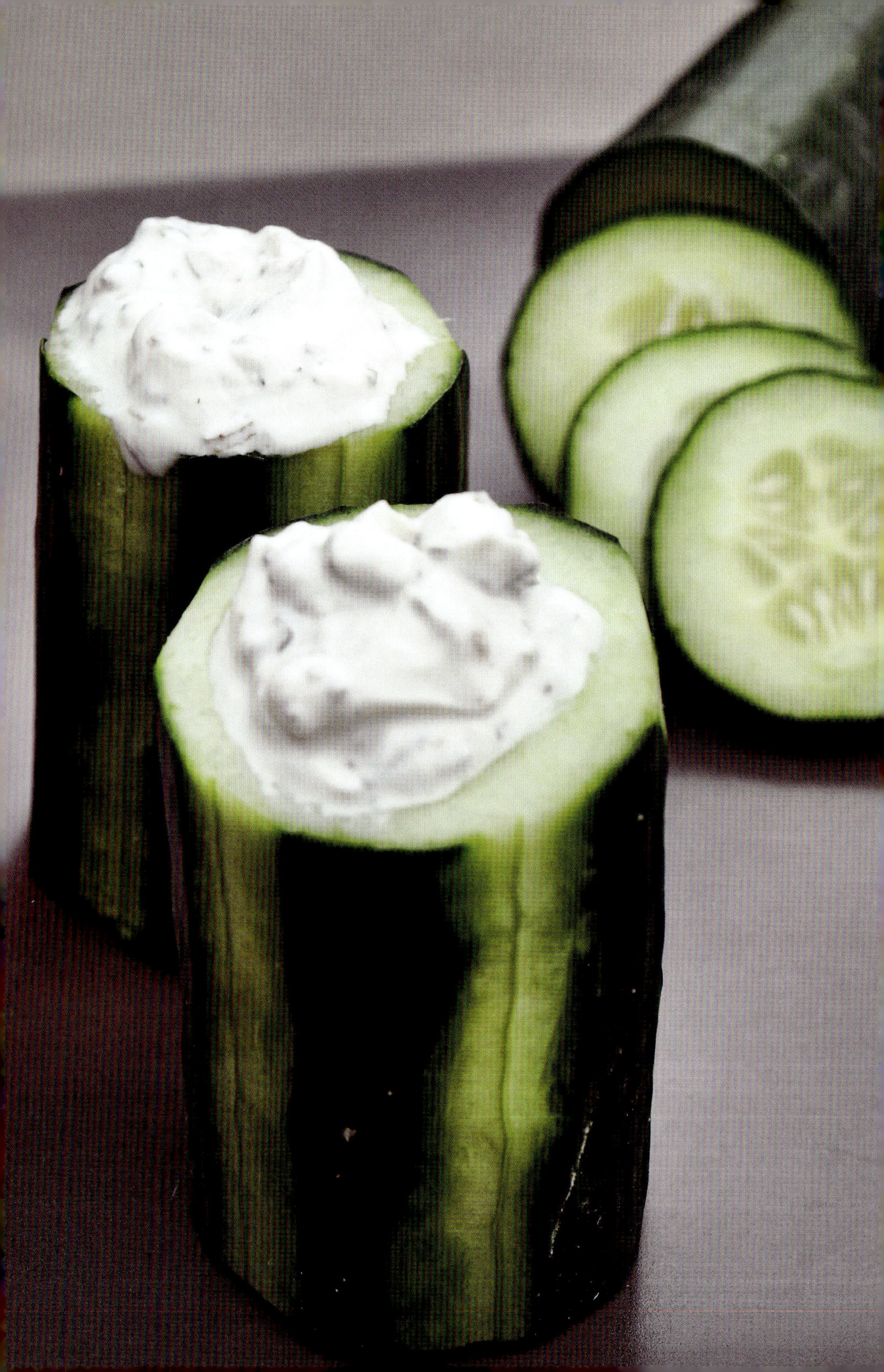

DIPS UND SAUCEN

KRÄUTERDIP

Zutaten für 2 Portionen:

- Knoblauch
- Kräutermischung (getrocknet)
- 50 g Quark (Topfen)
- 40 g saure Sahne (Sauerrahm)
- Pfeffer
- etwas Zitronensaft

Zubereitung:
Quark mit saurer Sahne, Kräutern, Pfeffer, Knoblauch und Zitronensaft verrühren.

Energie	Fett	KH	BE	EW	EP	K	P
73 kcal	6 g	2,5 g	–	3 g	–	90 mg	70 mg

KÜMMELSAUCE

Zutaten für 2 Portionen:

- 2 TL Butter
- 1 EL Weizenmehl
- 80 ml Milch
- 50 g Sahne (Schlagobers)
- Kümmel

Zubereitung:
Butter und Mehl anrösten, die restlichen Zutaten dazugeben und alles zusammen aufkochen.

Energie	Fett	KH	BE	EW	EP	K	P
160 kcal	15 g	4 g	–	2 g	–	100 mg	60 mg

PAPRIKACREME

Zutaten für 2 Portionen:

- ½ Zwiebel
- 40 g Gemüsepaprika (rot)
- 1 TL Paprikapulver (edelsüß)
- 40 g Sahne (Schlagobers)

Zubereitung:
Zwiebel fein hacken und unter großer Hitze in sehr wenig Fett kurz anrösten, dann mit Paprikapulver bestreuen. Gemüsepaprika kleinwürfelig schneiden und dazugeben, mit Sahne aufgießen und mixen.

Energie	Fett	KH	BE	EW	EP	K	P
80 kcal	8 g	3 g	–	1 g	–	110 mg	30 mg

DILLRAHMSAUCE

Zutaten für 2 Portionen:

- 100 g saure Sahne (Sauerrahm)
- 50 g Joghurt
- 1 EL Weizenmehl
- 1 TL Sonnenblumenöl
- Pfeffer (schwarz)
- Dill (frisch)
- Senf

Zubereitung:

Mehl in heißem Fett kurz anschwitzen. Saure Sahne, Joghurt, Gewürze, Senf und Dill unterrühren und kurz aufkochen.
Bei Bedarf etwas klare Suppe unterrühren.

Energie	Fett	KH	BE	EW	EP	K	P
140 kcal	10 g	7 g	0,5 BE	3 g	–	130 mg	70 mg

SALBEISAUCE

Zutaten für 2 Portionen:

- ½ EL Weizenmehl
- 50 ml Trinkwasser
- 50 g Sahne (Schlagobers)
- 3–4 Salbeiblätter (frisch)
- Pfeffer (weiß)

Zubereitung:

Wasser, Pfeffer und ein fein gehacktes Salbeiblatt aufkochen, mit Mehl binden, mit Sahne verfeinern. Vor dem Anrichten den restlichen, in feine Streifen geschnittenen Salbei dazugeben.

Energie	Fett	KH	BE	EW	EP	K	P
100 kcal	9 g	3 g	–	1 g	–	35 mg	20 mg

KERBELDIP

Zutaten für 2 Portionen:

- 50 g Joghurt
- 50 g saure Sahne (Sauerrahm)
- Kerbel (frisch)
- Pfeffer

Zubereitung:

Alle Zutaten miteinander vermengen.

Energie	Fett	KH	BE	EW	EP	K	P
58 kcal	5 g	2 g	–	1,6 g	–	90 mg	45 mg

FRUCHTSPIEGEL

Zutaten für 2 Portionen:

- 100 g Beerenobst (frisch oder tiefgekühlt)
- 1/16 l Trinkwasser
- 1 TL Maisstärke
- 1 EL Zucker

Zubereitung:
Alle Zutaten gemeinsam aufkochen und eindicken lassen.

Energie	Fett	KH	BE	EW	EP	K	P
57 kcal	–	13 g	1 BE	–	–	100 mg	10 mg

VANILLESAUCE

Zutaten für 2 Portionen:

- 80 ml Milch
- 100 g Sahne (Schlagobers)
- 1 EL Puddingpulver mit Vanillegeschmack
- 1 EL Zucker
- 1 TL Vanillezucker
- Zitronenschale

Zubereitung:
Alle Zutaten kalt vermischen, dann kurz aufkochen.

Energie	Fett	KH	BE	EW	EP	K	P
250 kcal	20 g	17 g	1,5 BE	3 g	–	120 mg	70 mg

DESSERTS UND KUCHEN

BEEREN IM GLAS

Zutaten für 2 Portionen:

- 50 g Weizenmehl
- 30 g Zucker
- 1 Eigelb
- 2 Eiweiß
- 1 TL Vanillezucker
- 3 EL Rapsöl
- 4 EL Trinkwasser
- 1 TL Backpulver
- 1 TL Puddingpulver mit Vanillegeschmack
- 100 ml Vollmilch (Kuhmilch)
- 50 g Erdbeeren
- 50 g Himbeeren

Zubereitung:

Eigelb, Zucker und Vanillezucker schaumig rühren, abwechselnd Öl und Wasser langsam einrühren. Mehl und Backpulver einsieben, gut durchrühren. Eiweiß zu Schnee schlagen und vorsichtig unter den Teig heben. Den Teig auf einem Backblech verteilen und 25 Min. bei 180° C backen. Aus der Milch und dem Puddingpulver einen Pudding zubereiten. Den fertig gebackenen Teig mit einem halbhohen Glas ausstechen und dann im Glas als Boden verwenden. Mit Beeren belegen und mit Pudding übergießen.

Energie	Fett	KH	BE	EW	EP	K	P
400 kcal	20 g	43 g	3,5 BE	10 g	1 EP	250 mg	360 mg

GEBACKENE MÄUSE

Zutaten für 10 Stück:

- 140 g Weizenmehl
- 12 g Hefe
- 15 g Puderzucker
- 20 g Butter
- 125 ml warme Milch
- 2 Eigelb
- 5 g Vanillezucker
- Rum
- Salz
- Zitronenschale
- Sonnenblumenöl

Zubereitung:

Hefe in warmer Milch auflösen, mit 3 EL Mehl glatt rühren und an einem warmen Platz gehen lassen.

Die Butter zerlassen und Eigelb, Rum, Salz, Zitronenschale, Puderzucker und Vanillezucker einrühren. Im Anschluss das restliche Mehl und die Hefemischung einrühren und alles zu einem Teig kneten. Mit einem Löffel aus dem Teig 10 Klößchen formen und an einem warmen Ort aufgehen lassen, danach in reichlich Fett ca. 5 Min. backen.

Energie	Fett	KH	BE	EW	EP	K	P
150 kcal	10 g	12 g	1 BE	3 g	–	50 mg	50 mg

QUARKPASTETE

Zutaten für 2 Portionen:

- 80 g Quark (Topfen)
- 2 EL Butter
- 2 EL Zucker
- 1 EL saure Sahne (Sauerrahm)
- 1 Scheibe Weißbrot
- 1 TL Weizenmehl
- 1 Eigelb
- 2 Eiweiß
- abgeriebene Zitronenschale

Zubereitung:

Butter und Eigelb schaumig rühren. Das entrindete Weißbrot in Wasser einlegen, ausdrücken und zerkleinern (das Wasser wird nicht mehr benötigt). Mit Ausnahme vom Eiweiß alle anderen Zutaten vorsichtig einrühren. Eiweiß zu einem steifen Schnee schlagen und unter die Masse heben. Die fertige Masse in eine befettete und bemehlte Form füllen und bei 150° C ca. 100 Min. backen. Danach aus der Form stürzen, schneiden und servieren.

Energie	Fett	KH	BE	EW	EP	K	P
300 kcal	19 g	21 g	2 BE	10 g	1 EP	150 mg	160 mg

MANGOCREME

Zutaten für 2 Portionen:

- 200 g Quark (Topfen)
- 100 g Sahne (Schlagobers)
- 100 g Mango (aus der Konserve, abgetropft)
- 12 g Vanillezucker

Zubereitung:

Mango in sehr kleine Stücke schneiden; die Hälfte davon mit den anderen Zutaten vermengen und in zwei Gläser füllen. Die restlichen Mangostücke passieren und die Gläser auffüllen.

Energie	Fett	KH	BE	EW	EP	K	P
380 kcal	28 g	21 g	2 BE	10 g	1 EP	250 mg	230 mg

SCHNEEKLÖSSCHEN (SCHNEENOCKERL)

Zutaten für 2 Personen:

- 5 EL Zucker
- 3 Eiweiß

Zubereitung:

Eiweiß unter ständiger Zugabe von Zucker zu einem festen Schnee schlagen. Mit einer Teigkarte große Nockerl (Klößchen) abstechen und in heißem Wasser (ca. 80° C) rundum für ca. 5 Min. garen.

Energie	Fett	KH	BE	EW	EP	K	P
170 kcal	–	36 g	3 BE	5 g	0,5 EP	80 mg	10 mg

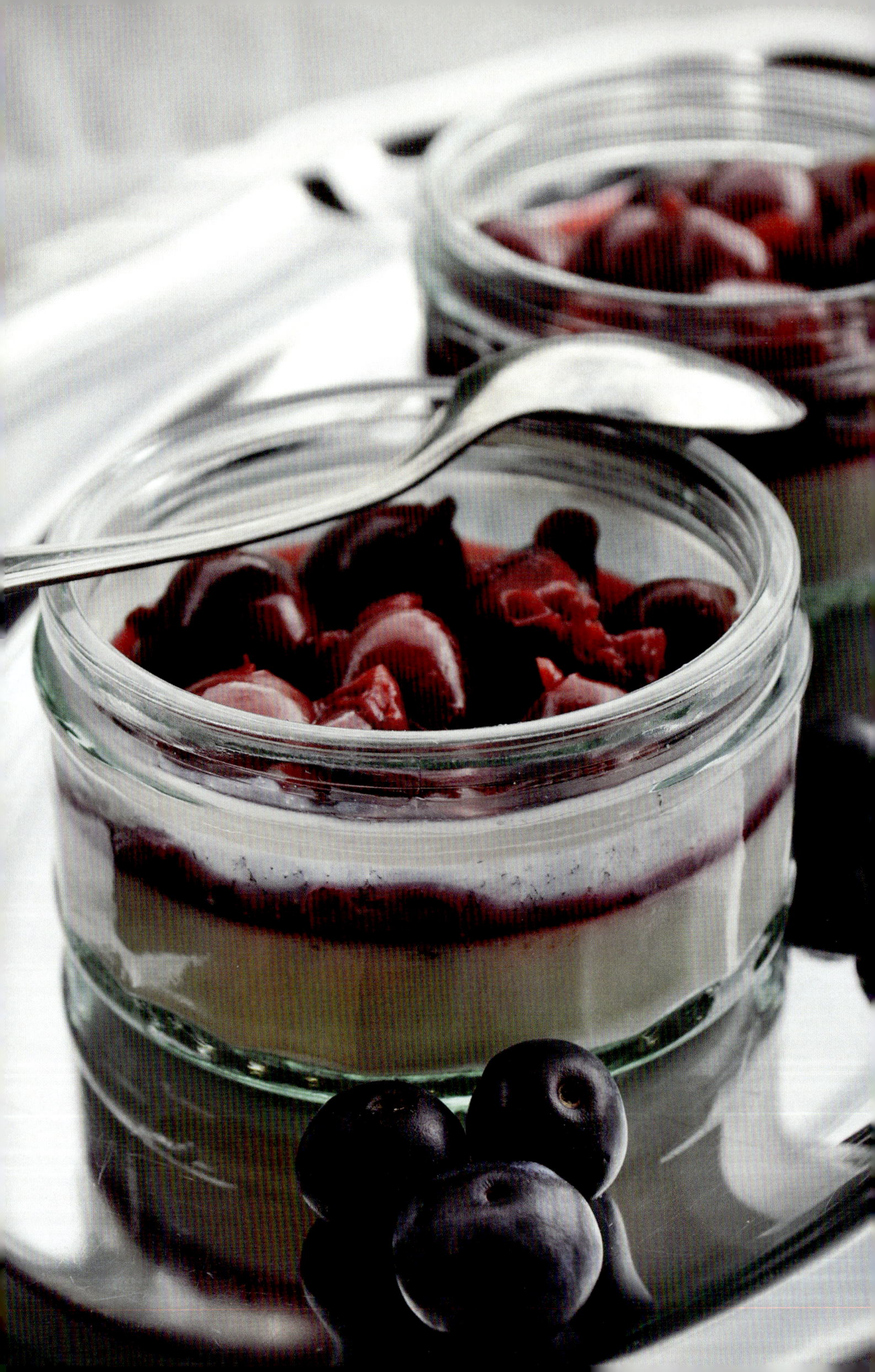

BUTTERMILCHGELEE MIT SAUERKIRSCHEN

Zutaten für 2 Portionen:

- 200 ml Buttermilch
- 1 TL Zitronensaft
- 50 g Sauerkirschen (Weichseln) aus der Konserve, abgetropft
- 3 Blatt Gelatine
- 1 EL Zucker

Zubereitung:
Gelatine laut Packungsanleitung auflösen und mit den restlichen Zutaten vermischen. Das Ganze in Förmchen füllen und kühlen.

Energie	Fett	KH	BE	EW	EP	K	P
100 kcal	1 g	14 g	1 BE	6 g	0,5 EP	170 mg	100 mg

BAYERISCHE CREME

Zutaten für 2 Portionen:

- 40 ml Milch
- 40 g Sahne (Schlagobers)
- 1 EL Zucker
- 1 EL Puderzucker
- 1 Blatt Gelatine
- 1 Eigelb
- 1 Eiweiß
- 1 TL Vanillezucker

Zubereitung:
Gelatine laut Packungsanleitung auflösen. Eigelb mit Puderzucker schaumig schlagen. Milch und Vanillezucker erwärmen und in die Ei-Zucker-Masse untermengen, Gelatine hinzufügen und abkühlen lassen. Eiweiß mit dem Zucker mischen und zu einem steifen Schnee schlagen. Die Sahne aufschlagen. Die drei Massen miteinander vermengen, in Schüsseln füllen und für ca. 4 Std. kalt stellen.

Energie	Fett	KH	BE	EW	EP	K	P
180 kcal	11 g	14 g	1 BE	5 g	0,5 EP	90 mg	90 mg

GRIESSFLAMMERI

Zutaten für 2 Portionen:

- 100 ml Milch
- 2 EL Weizengrieß
- 125 g Sahne (Schlagobers)
- 2 EL Zucker
- 1 Blatt Gelatine
- Zitronenschale

Zubereitung:
Gelatine laut Packungsanleitung auflösen. Milch, Zucker und Zitronenschale aufkochen, den Grieß einrühren und bei geringer Hitze ca. 5 Min. kochen. Die Sahne aufschlagen. Danach die aufgelöste Gelatine, im Anschluss die Sahne einrühren. Die Grießmasse in Schüsseln füllen und für ca. 4 Std. kalt stellen.

Energie	Fett	KH	BE	EW	EP	K	P
330 kcal	24 g	24 g	2 BE	5 g	0,5 EP	150 mg	90 mg

QUARKWÜRFEL

Zutaten für 10 Personen:

- 5 Eigelb
- 10 Eiweiß
- 75 g Weizenmehl
- 75 g Butter
- 175 g Zucker
- 20 g Vanillezucker
- abgeriebene Zitronenschale
- 50 g Konfitüre
- 300 g Quark (Topfen)
- 100 g Sahne (Schlagobers)
- 50 g Puderzucker

Zubereitung:

Für den Biskuitteig Eigelb, Butter, Zitronenschale, Vanillezucker und Zucker in einer Schüssel schaumig rühren. Das Mehl nach und nach unter die Eigelbmasse heben, danach das Eiweiß steif schlagen und vorsichtig unterheben. Die Masse auf einem mit Backpapier ausgelegten Backblech ca. 20 Min. bei 180° C backen. Ist der Biskuitteig gar, den Backofen ausschalten und den Biskuit noch einige Minuten darin stehen lassen. Nach dem Erkalten den Biskuit in drei gleich große Teile schneiden.

Für die Füllung den Quark mit der Sahne und dem Puderzucker vermischen.

Zur Fertigstellung der Topfenwürfel einen Biskuitboden mit Konfitüre und danach mit 2/3 der Quarkfülle bestreichen. Mit einem weiteren Biskuitboden bedecken und diesen wie zuvor bestreichen. Den dritten Biskuitboden darauflegen, danach mit Puderzucker bestreuen und in Würfel schneiden.

Energie	Fett	KH	BE	EW	EP	K	P
300 kcal	16 g	31 g	2,5 BE	8 g	1 EP	100 mg	130 mg

PFLAUMENKUCHEN

Zutaten für 20 Personen:

- 4 Hühnereier
- 125 g Zucker
- 40 g Sonnenblumenöl
- 100 g Apfelmus
- 250 g Weizenmehl
- 100 ml Trinkwasser
- ½ Pkg. (8 g) Backpulver
- 1 kg Pflaumen (frisch)

Zubereitung:

Eier, Zucker, Öl, Apfelmus und Wasser vermengen. Mehl und Backpulver mit einem Sieb in die Masse sieben und untermengen. Die Masse auf ein Backblech streichen, die Pflaumen entkernen, halbieren oder vierteln und auf der Masse verteilen. Bei 190° C ca. 20 Min. backen.

Energie	Fett	KH	BE	EW	EP	K	P
130 kcal	4 g	22 g	2 BE	3 g	–	150 mg	80 mg

KLEINES KÜCHENLEXIKON

A	
Aubergine	Melanzani
B	
Blumenkohl	Karfiol
Brötchen	Semmel
F	
Frikadelle	Laibchen
H	
Hörnchen	Kipferl
K	
Kaffeesahne	Kaffeeobers
Kloß	Knödel
Klößchen	Nockerl
Konfitüre	Marmelade
M	
Maisgrieß	Polenta
Meerrettich	Kren
P	
Paniermehl	Semmelbrösel
Q	
Quark	Topfen
S	
Sahne	Schlagobers, Obers
saure Sahne	Sauerrahm
W	
Weißbrotwürfel	Semmelwürfel/Knödelbrot
Weißkohl	Weißkraut

REZEPTÜBERSICHT

Kleine Speisen

Salate

Suppen

Hauptspeisen mit Fleisch

Hauptspeisen mit Fisch

Vegetarische Hauptspeisent

Süße Hauptspeisen

Beilagen

Dips und Saucen

Desserts und Kuchen

LEBENSMITTELTABELLE

Folgende Lebensmittel können bei einer mäßig kalium-, phosphor- und natriumarmen Ernährung unter Berücksichtigung der Portionsgröße verwendet werden. Die Angaben beziehen sich jeweils auf **100 Gramm** verzehrbaren Lebensmittels.

Obst	Energie [kcal]	P [mg]	K [mg]	Na [mg]
Ananas (Konserve)	66	6	123	1
Ananas roh	55	9	172	2
Apfel ungeschält roh	54	12	122	3
Apfelmus	79	6	114	2
Aprikosen (Konserve)	71	15	171	13
Birne (Konserve)	67	8	65	4
Birne roh	55	13	128	2
Brombeeren roh	44	30	180	2
Erdbeeren roh	32	26	147	2
Heidelbeeren roh	37	13	78	1
Himbeeren roh	33	44	199	98
Kaktusfeigen	38	28	90	1
Khaki	72	25	170	4
Kirschen (Konserve)	83	14	131	2
Limone/Limette roh	39	11	82	2
Litchi (Konserve)	98	26	109	3
Litchi roh	75	30	182	3
Mandarinen (Konserve)	60	10	50	6
Mandarinen roh	46	19	150	2
Mango (Konserve)	82	10	100	3
Mango roh	59	13	170	5
Moosbeeren roh	35	10	90	2
Orange roh	42	22	165	1
Papaya (Konserve)	60	14	120	3
Pfirsich (Konserve)	77	19	102	2
Pfirsich roh	43	21	194	1
Pflaume/Zwetschke roh	49	18	177	2
Pflaume/Zwetschke (Konserve)	79	12	109	1

Preiselbeeren (Konserve)	182	10	69	16
Quitten roh	38	19	183	2
Rhabarber gekocht	11	1	182	18
Sauerkirschen roh	58	19	115	2
Weintrauben roh	68	20	192	2
Wassermelone roh	37	11	114	1
Sauerkirschen (Konserve)	87	10	52	1
Zitrone roh geschält	36	16	170	3

Gemüse	Energie [kcal]	P [mg]	K [mg]	Na [mg]
Aubergine (Melanzani) roh	17	21	224	3
Aubergine (Melanzani), gekocht	17	21	224	3
Blumenkohl (Karfiol), gekocht	20	52	261	13
Brokkoli, gekocht	23	79	298	15
Brunnenkresse	18	64	276	12
Chicorée roh	16	26	192	4
Chinakohl roh	12	30	144	19
Eisbergsalat roh	13	18	160	2
Fenchel, gekocht	19	45	156	86
Frühlingszwiebel	23	29	260	7
Gemüsepaprika roh	20	29	177	2
grüne Bohnen roh	25	38	248	2
grüne Bohnen, gekocht	25	37	199	2
Gurken roh	12	23	160	8
Karotten, gekocht	21	34	140	29
Knollensellerie, gekocht	15	71	142	35
Kohlrabi, gekocht	20	48	182	15
Kopfsalat	12	22	172	8
Kürbis, gekocht	27	43	292	6
Mangold, gekocht	25	39	234	85
Okra, gekocht	20	75	238	2
Oliven grün, frisch	130	17	55	5
Oliven schwarz, frisch	345	20	40	20
Petersilienwurzel, gekocht	31	55	193	5
Pfefferschoten/Pfefferoni, roh	38	38	280	7
Porree (Lauch), roh	25	46	267	5

Radicchio roh	13	27	240	10
Radieschen roh	14	18	255	17
Rote Rübe, gekocht	41	45	192	58
Rotkraut, roh	21	32	267	11
Rotkraut, gekocht	18	27	135	3
Sauerampfer roh	25	51	287	4
Schwarzwurzeln gekocht	16	61	224	4
Spargel roh	18	46	203	4
Spargel, gekocht	16	46	114	3
Tomaten (Konserve)	19	11	193	9
Tomaten roh	17	18	242	3
Weißkohl (Weißkraut) roh	24	36	255	13
Weißkohl (Weißkraut), gekocht	20	26	108	9
Wirsing (Kohl) roh	25	55	236	9
Wirsing (Kohl), gekocht	22	51	128	7
Zucchini roh	19	25	177	3
Zucchini, gekocht	19	23	167	1
Zuckermais roh	86	83	299	0
Zwiebel roh	28	42	135	9
Zwiebel, gekocht	24	42	76	8

Brot und Backwaren	Energie [kcal]	P [mg]	K [mg]	Na [mg]
Baguette	260	105	88	418
Brötchen (Semmel)	274	102	130	553
Croissant aus Blätterteig	508	110	135	371
Hörnchen (Kipferl, mürbe)	249	71	139	31
Laugenbrezel (ohne Salzbestreuung)	226	98	100	500
Reiswaffeln	247	163	181	544
Roggenbrot	224	120	170	550
Roggenmischbrot	212	136	185	537
Weißbrot	236	90	130	540
Weizenmischbrot	224	127	177	553
Weizentoastbrot	262	90	160	551
Zwieback	368	132	160	265

Getreide, Mehl, Stärke	Energie [kcal]	P [mg]	K [mg]	Na [mg]
Couscous	350	43	64	8
Kartoffelstärke	336	7	15	7
Maisgrieß	339	73	80	1
Maisstärke	346	30	7	3
Reisstärke	343	10	8	61
Roggen, Mehl Type 815	319	125	170	1
Rollgerste	339	189	190	5
Tapioka	349	12	20	4
Weizen, Grieß	328	87	99	1
Weizen, Mehl Type 405	332	75	110	2
Weizenstärke	351	20	16	2

Reis, Teigwaren	Energie [kcal]	P [mg]	K [mg]	Na [mg]
Eierteigwaren, roh	352	191	164	17
Reis, geschält roh	349	120	99	6
Reis, parboiled, roh	346	130	135	3
Teigwaren, Hartweizengrieß roh	348	165	199	5

Pilze	Energie [kcal]	P [mg]	K [mg]	Na [mg]
Austernpilz	11	67	254	6
Butterpilz	11	70	190	3

Hülsenfrüchte, Soja	Energie [kcal]	P [mg]	K [mg]	Na [mg]
Alfalfa-Luzerne	31	70	79	6
Sojakäse (Tofu)	85	98	121	7
Sojamilch	47	40	61	80
Sojasprossen	50	75	235	30

Milch, Milchprodukte	Energie [kcal]	P [mg]	K [mg]	Na [mg]
Crème fraîche	378	59	105	39
Kaffeerahm/Kaffeeobers	123	85	132	40
Obers-Wassergemisch 1:3	85	15	25	8
Sahne (Schlagobers)	309	63	112	34
Saure Sahne (Sauerrahm)	187	80	144	53
Sojamilch	47	40	61	80
Vollmilch-Wassergemisch 2:1	43	62	100	33

Fisch	Energie [kcal]	P [mg]	K [mg]	Na [mg]
Hecht	81	225	317	74
Kabeljau Filet	68	190	350	85
Karpfen	115	216	378	30
Rotbarsch	105	199	308	80
Scholle	86	198	311	104
Seehecht	91	142	294	101
Seezunge	83	195	309	100
Wels	162	151	307	20
Zander	83	151	377	24

Meerestiere	Energie [kcal]	P [mg]	K [mg]	Na [mg]
Garnele	87	224	266	146

Fleisch, Wild	Energie [kcal]	P [mg]	K [mg]	Na [mg]
Ente	227	187	270	38
Hackfleisch (Faschiertes) vom Rind	216	190	199	60
Hase	113	220	276	50
Hirsch	112	197	330	61
Huhn	166	200	359	83
Hühnerbrust mit Haut	145	212	264	66
Hühnerkeule mit Haut	174	188	250	95
Kalbfleisch mager	95	198	358	94
Kaninchen	152	224	382	47
Lammfleisch Filet	112	162	289	94
Lammkeule	234	213	380	78
Lammkotelett	348	138	345	90
Pferdefleisch mager	120	139	249	33
Putenbrust ohne Haut	105	226	333	46
Putenkeule ohne Haut	114	226	289	86
Rehkeule	97	220	309	60
Rehrücken	122	220	342	84
Rindfleisch mager	102	194	355	66
Rostbraten vom Rind	161	149	316	53
Schnitzel vom Schwein	106	172	292	72
Schweinebauch	261	55	157	59
Schweinsfilet	104	173	348	74
Schweinskotelett	150	150	326	62

Süße Aufstriche/Konfitüre	Energie [kcal]	P [mg]	K [mg]	Na [mg]
Brombeermarmelade	259	14	42	6
Erdbeermarmelade	256	10	62	5
Hagebuttenmarmelade	296	57	130	31
Heidelbeermarmelade	257	14	64	1
Himbeermarmelade	251	16	56	7
Honig	327	20	45	2
Kirschmarmelade	250	9	90	11
Marillenmarmelade	248	11	75	5
Marmeladen im Durchschnitt	266	15	15	10
Orangenmarmelade	259	5	53	11
Preiselbeermarmelade	270	4	27	1
Quittenmarmelade	270	7	75	1
Ribiselmarmelade	257	20	83	14
Weichselmarmelade	277	7	44	1

Verschiedenes	Energie [kcal]	P [mg]	K [mg]	Na [mg]
Essig	18,9	32	89	20
Gelatine	338	0	22	32
Orangeat	309	7	70	1
Rohzucker	396	24	90	2
Vanillezucker	406	0	2	0
Weinsteinbackpulver	155	0	70	6,9
Zitronat	292	4	50	0
Zucker	406	0	2	0

Quelle:
Ernährung, Diätetik, Diätologische Behandlung. Nierenerkrankungen und Harnsteine
Herausgegeben vom Verband der Diätologen Österreichs
Überarbeitet vom Autor

WICHTIGE ADRESSEN

Informationen und Unterstützung bei einer Ernährungstherapie erhalten Sie

in Österreich beim:
Verband der Diätologen Österreichs
Grüngasse 9/Top 20
1050 Wien
Tel.: (+43) 1 6027960
Fax: (+43) 1 6003824
E-Mail: office@diaetologen.at
Website: www.diaetologen.at

in Deutschland beim:
VDD Verband der Diätassistenten – Deutscher Bundesverband e. V.
Susannastraße 13
45136 Essen
Tel.: (+49) 201 94 68 53 70
Fax: (+49) 201 94 68 53 80
E-Mail: vdd@vdd.de
Website: www.vdd.de

Weiterführende Informationen für Fachpersonal finden Sie im Buch:
Ernährung, Diätetik, Diätologische Behandlung. Nierenerkrankungen und Harnsteine
ISBN 978-3-85499-870-9
Herausgegeben vom Verband der Diätologen Österreichs

Darin werden die Auswirkungen von Laborparametern, Krankheitsverlauf und Qualitätssicherung im Hinblick auf die Ernährungstherapie bei Nierenerkrankungen besprochen.

Thomas Stulnig
Simone Höger

Ernährung bei Bluthochdruck

maudrich.gesund essen

maudrich 2014, 136 Seiten,
4-farbig, Klappenbroschur
ISBN 978-3-85175-995-2
EUR 14,90 (A)/EUR 14,50 (D)/sFr 19,90 UVP

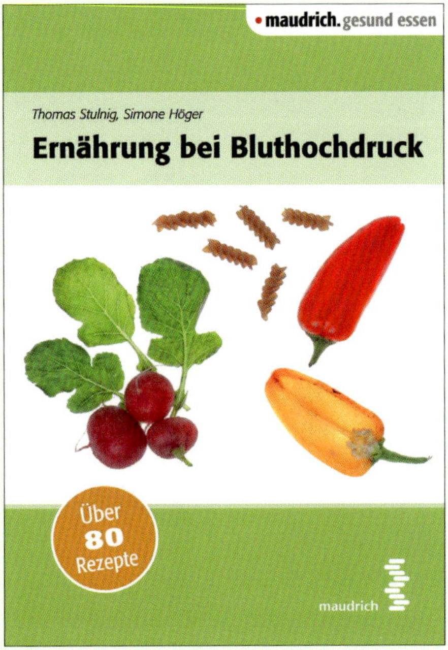

Kochideen für einen gesunden Blutdruck

Was tun bei erhöhtem Blutdruck? Wie kann ich langfristig mein Risiko für Herz-Kreislauf-Erkrankungen reduzieren? Was sollte ich beim Essen bedenken?
Dieses Buch zeigt, wie Sie mit der richtigen Ernährung Ihren hohen Blutdruck in den Griff bekommen – und das, ohne auf schmackhaftes Essen zu verzichten: Mit Hintergrundinfos für die Auswahl salzarmer Nahrungsmittel, Würzhinweisen und vielen köstlichen Rezepten von der Bärlauchsuppe über Putencurry und Lachs-Spinat-Auflauf bis zu Himbeerkuchen und Mousse au Chocolat.

Ihr Plus

- 80 leckere Kochideen
- Tipps und Tricks zur Senkung der Salzzufuhr
- Nährwertangaben erleichtern die Orientierung
- Spannende medizinische Hintergrundinfos